Erich H. Witte/Helga Wallschlag

Die fünf Säulen der Liebe

HERDER spektrum

Band 5676

Das Buch
Glück zu zweit, und das möglichst dauerhaft: das wünscht sich fast jeder und jede. Was lässt sich tun dafür, dass man auch dann, wenn's keine roten Rosen mehr regnet, noch in den Partner/die Partnerin verliebt bleibt, Alltagsgrau und Routine zum Trotz? Die Autoren haben diejenigen gefragt, die es wissen müssen: die Paare selbst. Was dabei herausgekommen ist, lässt sich auf fünf Grundprinzipien bringen: 1. Einander zeigen, dass man sich liebt: Kleine Gesten sind gut für die große Liebe. 2. Miteinander reden, und zwar ganz besonders dann, wenn es um die Beziehung geht. 3. Machtbalance statt Dominanz: Gleiche Rechte für beide, ausgewogen verteilte Pflichten sind wichtig. 4. Die emotionale Beziehung: Paare müssen klären, wie viel Nähe jeder braucht – und wie viel Distanz nötig und möglich ist, ohne den anderen zu verletzen. 5. Abgrenzung, aber auch Kontakte nach außen: Man kann – und muss – etwas tun für das Glück. Wo beide Partner sich bewusst dafür entscheiden, die fünf Säulen der Liebe stabil zu halten, wird die Liebe nicht nur bleiben, sondern sie kann wachsen und sich vertiefen.
Fundierte und erfahrungsgesättigte Information – jetzt in überarbeiteter Neuausgabe.

Die Autoren
Erich H. Witte ist Professor für Psychologie an der Universität Hamburg und hat in einer landesweiten Studie 500 Personen zum Thema Partnerschaft befragt. Er ist Autor und Co-Autor diverser Publikationen zum Thema Partnerschaft.
Helga Wallschlag arbeitet als freie Journalistin und Musikerzieherin in Hamburg.

Erich H. Witte/Helga Wallschlag

Die fünf Säulen der Liebe

Wie Paare glücklich bleiben

HERDER

FREIBURG · BASEL · WIEN

Gedruckt auf umweltfreundlichem,
chlorfrei gebleichtem Papier

Überarbeitete Neuausgabe

Satz: Barbara Herrmann, Freiburg
Druck und Bindung: Freiburger Graphische Betriebe 2006
Umschlaggestaltung und Konzeption:
R·M·E München / Roland Eschlbeck, Liana Tuchel
Umschlagmotiv: © The Image Bank
ISBN-13: 978-3-451-05676-5
ISBN-10: 3-451-05676-3

ISBN 3-451-05517-1 Erstausgabe

Inhalt

Vorwort

Die Medien berichten gern und häufig über Forschungsergebnisse zum Thema Paarbeziehungen – in unterschiedlicher Qualität. Nicht immer sind die Ergebnisse richtig dargestellt, vielfach widersprechen sich die Aussagen! Wissenschaftliche Erkenntnisse korrekt und in verständlicher Sprache darzustellen – das funktioniert am besten in enger Zusammenarbeit zwischen (Wissenschafts-)Journalisten und Forschern. Genau das war der Grund, weshalb wir dieses Buch zu zweit geschrieben haben: der Wissenschaftler, der die Ergebnisse seiner jahrzehntelangen Forschung zusammengefasst hat, und die Journalistin, die Paare interviewt und den Text stilistisch überarbeitet hat.

Mit dem Buch verfolgen wir zwei Ziele. Zum einen wollen wir einen Einblick in den Stand der Forschungen zum Thema Paarbeziehungen geben. Zum anderen möchte das Buch dazu anregen, über die eigene Beziehung nachzudenken und Wege aufzeigen, wie sich Schwierigkeiten in der Beziehung vermeiden lassen oder wie damit umgegangen werden kann. Konkrete Handlungsanweisungen bieten wir Ihnen allerdings nicht – dafür ist die Situation jedes einzelnen Paares viel zu spezifisch. Aber wir wollen Ihnen Anregungen liefern, wie Sie zum Beispiel bestimmte Verhaltensweisen Ihres Partners verstehen können oder was Sie anders machen könnten. Was Sie aus den Ideen und Anregungen in diesem Buch machen, bleibt Ihnen überlassen. Die Ideen aus diesem Buch können nur Sie in Ihre persönliche Situation umsetzen, und Sie werden dazu sicherlich etwas Zeit und Geduld brauchen.

Die meisten von uns lassen sich im Bereich der Partnerschaft allein von ihrem Gefühl leiten – und das in einem Bereich, der eine zentrale Bedeutung in unserem Leben einnimmt. Angesichts des Ziels, das wir alle vor Augen haben, nämlich zu zweit glücklich zu sein und zu bleiben, scheint dies fast etwas eindimensional und leichtsinnig. Es liegt nahe und es lohnt sich, sich über das ausgedehnte und nicht immer leichte Gebiet „Paarbeziehung" zu informieren, denn ausgerüstet mit diesem Wissen sind wir in der Lage, unser Schicksal bewusst selbst in die Hand zu nehmen, anstatt dem Zufall, äußeren Einflüssen oder inneren Stimmungen zu überlassen, was aus unserer Beziehung wird.

Da wir das Buch zu zweit geschrieben haben, verwenden wir in der Regel die Wir-Form. Nur dort, wo es explizit um persönliche Forschungsergebnisse geht oder um persönliche Ratschläge des Wissenschaftlers, verweist die verwendete Ich-Form auf die geistige Urheberschaft. Was die Benutzung der weiblichen oder männlichen Sprachform eines Wortes angeht, sind wir sehr undogmatisch verfahren. Aus praktischen Gründen verwenden wir in der Regel die männliche Form, wobei wir immer wieder die weibliche Form einfließen lassen, um zumindest unserer eigenen und vermutlich auch der Sensibilität der Leser Rechnung zu tragen angesichts eines Problems, das sprachlich kaum befriedigend zu lösen ist.

Der Aufbau des Buches ergibt sich aus der Spannung zwischen wissenschaftlichem Anspruch und der angenommenen Erwartungshaltung Rat suchender Leser. Die ersten drei Kapitel verschaffen einen kurzen Einblick in den Stand der Forschung und führen allgemein in das Thema ein. In den zentralen Kapiteln (Kapitel 4 bis 9) stellen wir die „fünf Säulen der Liebe" dar, auf denen jede Paarbeziehung ruht. (Das Modell der „fünf Säulen der Liebe" konnte durch eine groß angelegte Fragebogen-Studie, die von der Frauenzeitschrift „Journal für die Frau" unterstützt wurde, empirisch überprüft werden.) Am meisten Gewinn dürften Sie aus der Lektüre ziehen, wenn Sie und Ihr Partner oder Ihre Partnerin das Buch möglichst zeitgleich lesen. Der im Anhang angefügte Fragebogen soll Ihnen helfen, konkret über Ihre Beziehung nachzudenken und Ihre Beziehung bewusst und gezielt zu verbessern. Wir bitten Sie allerdings, den Fragebogen erst zu bearbeiten, nachdem Sie das Buch gelesen haben. Alles andere wird in den meisten Fällen wenig Sinn machen.

Das Thema Paarbeziehungen beschäftigt mich seit einem Vierteljahrhundert. Anfangs habe ich Kleingruppen und deren Leistungsfähigkeit erforscht. Dann habe ich untersucht, welche Wunschbilder Frauen und Männer von ihren Partnern beziehungsweise Partnerinnen haben. Von dort war der Weg zur Untersuchung von aktuellen Paarbeziehungen nicht weit. Damals, Mitte der siebziger Jahre, war die Idee des „Systems" in der Sozialpsychologie und in anderen psychologischen Teildisziplinen verstärkt ins Zentrum gerückt: auch die Paarbeziehung wurde nun unter dieser Konzeption begriffen. Ein Paar bildet ein „System", das eine neue, andere Qualität besitzt als zwei Einzelpersonen für sich betrachtet. Gleichzeitig tauchte damals in der Wissenschaftlergemeinschaft zunehmend die Forderung auf, den Elfenbeinturm der Forschung zu verlassen und verstärkt die wichtigen „natürlichen Lebenswelten" zu untersuchen. Dies führte ebenfalls zu der Idee, Paarbeziehungen zu untersuchen. Sie waren und sind eine der wichtigsten Lebenswelten von Erwachsenen und haben natürlich auch immense Auswirkungen auf die Kinder der Paare. Im Kollegenkreis und auch auf studentischer Seite bestand ein intensives Interesse an diesem Forschungsgebiet, was gleichermaßen meine Beschäftigung damit gefördert hat.

Schließlich habe ich mich sogar überreden lassen, an einer Internet-Partnerbörse mitzuarbeiten, um unsere Erkenntnisse schon bei der Anbahnung einer Partnerschaft einsetzen zu können. Über dieses Medium ist es möglich, das Kennenlernen so zu gestalten, dass die Paare eine größere Chance haben, auf Dauer glücklich zu bleiben als Paare, die der Zufall zusammengeführt hat (Witte & Putz, 2004). Insofern ist das Internet für das Glück zu zweit eher förderlich als hinderlich. Vielleicht wird dieses Medium in Zukunft eine größere Rolle bei der Bildung von Partnerschaften spielen, als dies jetzt noch der Fall ist.

Bei dem Versuch, einen Einblick in die Forschung zur Liebe und zum Glück der Paarbeziehung zu geben, habe ich die umfangreichen Forschungsergebnisse der vergangenen 30 Jahre als Hintergrundwissen herangezogen und in den wichtigen Kerngedanken zusammengefasst. Meine eigenen Beiträge zu diesem Forschungsgebiet umfassen unter anderem Themen wie die Unterschiede zwischen verheirateten und unverheirateten Paaren in ihrer Einstellung zur Paarbeziehung, die Entstehung der Eifersucht, allgemeine Vorstellungen von Liebe und Partnerschaft, ein Funktionsmodell von Paarbeziehungen, Trennungs- und Scheidungsberatung, Paarbeziehung und Arbeitslosigkeit sowie Bindungsstile und Partnerschaft, darüber hinaus auch Verliebtheitsforschung. Manche Ergebnisse sind bisher unveröffentlicht. Diese lange und intensive Beschäftigung hat mich zu einem verstärkten Verständnis von Paarbeziehungen, auch meiner eigenen, geführt. Die gefundenen Erkenntnisse und Ergebnisse, über die ich in diesem Buch berichte, habe ich immer auch anhand der eigenen Beziehung reflektiert. Sie haben sich durchweg als sinnvoll erwiesen.

Die Hauptthese des Buches ist die Aussage, dass nur die Paare glücklich bleiben und ihre Liebe zueinander bewahren, die ihre Beziehung bewusst gestalten. Auch in der Liebe können wir uns durchaus zielorientiert verhalten, vorausgesetzt, wir besitzen die nötigen Informationen. Ist es unter diesen Bedingungen nicht sinnvoll, sich alles Wissen anzueignen, das dabei helfen kann, glücklich zu bleiben? Selbst wenn wir nicht immer in der Lage sind, uns unserem Wissen entsprechend zu verhalten, ist das kein Grund, von vornherein auf gewinnbringendes Wissen zu verzichten.

Liebe lässt sich nicht einfach an- oder abstellen und hervorrufen oder unterdrücken. Aber wir wissen, dass wir lernen können, Liebe und Eifersucht zu beherrschen, ebenso wie wir lernen können, Angst und Zwangshandlungen zu kontrollieren. Wir sind also imstande, Gefühle zu vermeiden und Handlungen zu kontrollieren, die uns belasten. Ebenso können wir aber auch lernen, die Gefühle zu erhalten, die uns lieb und teuer sind, und Handlungen aufzubauen, die diese Gefühle unterstützen. Wir sind es nur einfach nicht gewohnt, Strategien zu entwickeln, um unsere positiven Gefühle zu bewahren. Wenn Sie sich mit der Idee vertraut machen, dass Sie es in der Hand haben, was aus Ihren positiven Gefühlen wird, dann spricht nichts dagegen, dass Sie von den Ausführungen in diesem Buch profitieren.

Hamburg, im November 2005

Erich H. Witte Helga Wallschlag

Kapitel 1

Kopf und Herz vereint – eine Lektion, die wir lernen müssen

Können Sie sich an Ihre erste Liebe erinnern? Wie Sie auf Wolken schwebten? Wie Ihnen alles leicht von der Hand ging? Haben Sie damals daran gedacht, dass Ihre große Liebe eines Tages verblassen könnte? Vermutlich nicht. Schließlich ist Liebe keine Angelegenheit, die wir mit kühlem Kopf angehen, zumindest nicht in ihren Anfängen. Liebe und Verstand – das sind nach weit verbreiteter Meinung völlig unvereinbare Gegensätze. Diese Meinung ist bequem – und gefährlich. Denn Liebe bedarf der Pflege. Am Anfang einer Liebesbeziehung kann man ruhig Hals über Kopf die Tage genießen, sich seinen Emotionen hingeben, das traumhafte Glück genießen. Verliebtsein ist ein Zustand, der Passivität verträgt.

Aber um die Liebe zu erhalten, benötigen wir unseren Kopf. Schauen wir uns nur um: Lebenslange Liebe fällt den wenigsten einfach in den Schoß. Wenn wir uns die große Liebe lebenslang erhalten wollen, müssen wir aktiv werden.

Liebe ist ein Geheimnis – trotz aller wissenschaftlicher Untersuchungen. Aber die Frage, wie wir uns die Liebe erhalten können, ist kein Geheimnis. In vielen Fällen wissen wir sogar ganz genau, wie wir uns verhalten müssten, um die Liebe zu bewahren. Aber da wir nun einmal keine vollkommenen Wesen sind, fällt es uns oft sehr schwer, so zu handeln, dass die Liebe gedeihen kann.

Kopf und Herz zu vereinen ist eine Lektion, die wir lernen müssen. Die Vorstellung, das einmal entstandene Gefühl der Liebe bliebe erhalten, ohne dass wir etwas Gezieltes dafür tun müssten, ist falsch. Es gibt kein Perpetuum

Mobile der Gefühle. Wir müssen investieren, wir müssen „Energie" zuführen, um die Liebe am Leben zu erhalten.

Es fragt sich aber, ob es Gesetzmäßigkeiten gibt, die das Gefühl der Liebe lenken. In unserer Gesellschaft und in vielen anderen westlichen Kulturen ist Liebe die selbstverständliche Voraussetzung dafür, dass wir uns mit einer Partnerin oder einem Partner zusammentun. Es ist schon erstaunlich, dass nur 50 Prozent der Paare in der Lage sind, sich ihre Liebe zu bewahren, obwohl doch alle in derselben Ausgangslage waren. Warum verschwindet die Liebe bei der einen Hälfte und kann bei der anderen erhalten werden? Der Verlust der Liebe ist weit weniger rätselhaft als ihre Entstehung. Wer die Gründe für den Liebesverlust kennt, kann sich überlegen, was er gezielt dagegen tun kann.

Wenn wir die Funktionsprinzipien kennen, die der Liebe nützen und die ihr schaden, haben wir viel gewonnen. Dann nämlich können wir unseren Kopf einsetzen, um die Liebe zu erhalten. Ob wir das wollen, ist natürlich unsere Sache. Auf jeden Fall bleibt festzuhalten: Wenn wir aktiv werden, liegt die Verantwortung für die Liebe nicht mehr in einem undurchschaubaren Beziehungsgeflecht, sondern hängt von uns selbst ab. Wir können die kostbare Pflanze Liebe einfach sich selbst und den äußeren Umständen überlassen, die auf unser Leben mehr oder weniger zufällig Einfluss nehmen. Das Ergebnis ist weder vorhersehbar noch steuerbar, sondern stellt sich einfach ein. Wir können aber auch versuchen, die Pflanze gezielt zu pflegen, wir können sie bewässern, ihr Nahrung zukommen lassen und sie vor allzu großer Sonneneinstrahlung schützen. Mit anderen Worten: Wir können die Entwicklung unserer Liebe in die Hand nehmen.

Aber auch wenn wir uns entschieden haben, unsere Liebe sorgsam zu pflegen, können wir scheitern. Eine hundertprozentige Erfolgsgarantie, dass die Liebe erhalten bleibt, gibt es nicht. Aber wir können die Chancen dafür vergrößern, wenn wir mit Hilfe unseres Kopfes gezielt vorgehen.

Ziel dieses Buches ist es also, die bisher gewonnenen Erkenntnisse über Liebe und Partnerschaft darzustellen. Zu diesem Thema liegen aus den letzten zwanzig Jahren mehrere tausend Arbeiten aus der internationalen Forschung vor – die populärwissenschaftlichen Arbeiten nicht mitgezählt. Einen ersten Eindruck geben Bierhoff & Grau (1999), Asendorpf & Banse (2000), Bodenmann (2002) sowie Witte (1997). Im amerikanischen Sprachraum sind die wissenschaftlichen Publikationen sehr umfangreich (Gottman, 1999; Gottman et al.,2002). Die Grundlage für dieses Buch ist meine eigene Forschung. Sie hat mit ihrer systemischen Konzeption viele Parallelen zu den Arbeiten von Bodenmann und Gottman. Ich betrachte meine Forschungsergebnisse als einen gewissen Kristallisationskern, in den die vielfältigen Forschungsergebnisse eingeordnet werden können. Das Funktionsmodell von Partnerschaft, das in diesem Buch dargestellt wird, ist aus Forschungsergebnissen der Psychologie, der Soziologie und der Paartherapie entwickelt, und ich verstehe es als eine Integrationsmöglichkeit, die durch die sehr verschiedenen Forschungsrichtungen gestützt wird. Das Funktionsmodell ist die Grundlage für die „fünf Säulen der Liebe", die das Glück einer Partnerschaft tragen.

Eine Zielsetzung verfolgt dieses Buch allerdings nicht. Wir möchten keine Vorschriften machen und sagen, was „richtig" oder „falsch" ist. Diese Verantwortung kann niemand tragen. Nichtsdestotrotz möchten wir Ihnen zeigen, was Sie machen können, um gewisse Ziele zu erreichen. Sie entscheiden, ob Sie dieses Wissen anwenden möchten oder nicht. Sie haben die Wahl. Die Erhöhung der Wahlfreiheit – das ist das Hauptziel des Buches.

Daneben wollen wir natürlich helfen, das Leid zu vermindern, das sich aus partnerschaftlichen Konflikten oder gar Trennungen und den damit verbundenen großen Enttäuschungen ergibt. Vielleicht können wir dazu beitragen, dass manche Paar-Probleme erst gar nicht entstehen.

Paare sollten sich im Übrigen nie scheuen, die professionelle Hilfe einer Eheberatung zu nutzen, wenn sie nicht weiter wissen. Aber auch eine Trennung kann vernünftig sein. Sie ist aber nur dann fruchtbar, wenn wir die Folgeschäden – insbesondere wenn Kinder mitbetroffen sind – gering halten können und wenn wir aus der Trennung lernen. Leider zeigen Untersuchungen, dass die Scheidungsrate bei Zweit-Ehen nicht geringer ist als die bei Erst-Ehen. Dennoch glauben viele Geschiedene, dass sie aus der Trennung für die Zukunft gelernt haben. Auch hier sind die Untersuchungsergebnisse desillusionierend: Für den neuen Partner sind diese Lernprozesse überhaupt nicht erkennbar oder spürbar. Empfehlenswert ist es also, das zu Beginn einer festen Partnerschaft oder einer Ehe selbst gesetzte Ziel, nämlich auf immer glücklich zusammenleben zu wollen, so gut es geht in die Tat umzusetzen. Dazu ist erforderlich, dass wir die Prozesse verstehen, die in einer Beziehung ablaufen. Gewisse theoretische Grundlagen, die dieses Buch vermitteln will, sind also notwendig. Denn sie helfen, Prozesse innerhalb der Beziehung zu verstehen und sie entsprechend einzuordnen. Sie helfen im Idealfall, in Krisensituationen weniger spontan und kopflos zu reagieren.

Kopf und Herz sind also *keine* unvereinbaren menschlichen Charakteristika. Vielmehr ergänzen sie sich und können sich sogar gegenseitig verstärken. Wer Kopf und Herz gegeneinander ausspielt, reduziert die eigenen Möglichkeiten in der trügerischen Hoffnung, es sich einfacher zu machen.

Erschwerend kommt hinzu, dass wir in einer Zeit leben, in der viele Traditionen massiv an Einfluss verloren haben. Es gibt nicht mehr „das traditionell Richtige" zu tun. Weil die Modelle der vorigen Generationen nicht mehr gelten, müssen Paare sich ihre eigenen Modelle schaffen. Sie müssen Entscheidungen treffen und Verhandlungen führen über die Art, wie sie zusammenleben wollen. Jedes Paar muss dabei seinen eigenen Weg finden. Es kann sich zwar an die Werte, Erfahrungen und an die Lebensweise gleichaltriger Paare anlehnen, ist aber mit erheblich größeren Freiräumen zum Handeln ausgestattet, als es in den vorigen Generationen der Fall war. Genau diese Freiräume bedeuten für viele Paare eine erhebliche Belastung. Sie wird noch durch die immer weiter zunehmende Globalisierung verstärkt (Witte, 2004).

In einer solchen Situation halten zahlreiche Menschen spontane Gefühlsreaktionen für das Beste und geben ihnen nach, weil der Handlungsdruck groß ist und sie sich der Komplexität der Gesamtsituation nicht stellen möchten oder können. Leider ist jede Verkürzung der menschlichen Eigenschaften auf nur eine Tendenz wie das Gefühl oder den Verstand für glückliche Paarbeziehungen ungeeignet. Man muss sich schon die Mühe machen, alle seine Möglichkeiten einzusetzen, um dem selbst gewollten Lebensglück gerecht zu werden.

Jede Form des Zusammenlebens ist dadurch gekennzeichnet, dass wir das, was unser Partner tut oder nicht tut, interpretieren. Das beeinflusst natürlich unsere Gefühle positiv oder negativ. Immer ist auch unsere Kognition, das heißt, welche Vorstellungen wir uns machen, an dieser Interpretation und dem nachfolgenden Gefühl beteiligt. Wenn versucht wird, das Gefühl der Liebe zu definieren, ist meist von drei Komponenten die Rede, aus denen sich dieses Gefühl zusammensetzt, nämlich der Anziehung, der Hilfsbereitschaft und dem Vertrauen. Hinter diesen drei Komponenten verbergen sich zwei Aspekte, die voneinander unabhängig sind, nämlich das *romantische Gefühl* und das *partnerschaftliche Gefühl.* Das romantische Gefühl besteht im Wesentlichen aus der *Anziehung* und teilweise aus dem *Vertrauen.* Das *partnerschaftliche Gefühl* setzt sich aus der *Hilfsbereitschaft* und teilweise ebenfalls aus dem *Vertrauen* zusammen. Gleichzeitig machen wir deutliche Unterschiede zwischen der tiefen Liebe und dem Verliebtsein. Diese beiden Gefühlsqualitäten sind tatsächlich recht deutlich zu unterscheiden, was Frauen übrigens noch klarer gelingt als Männern. Mit den Gefühlen verbinden sich also immer auch Wahrnehmungs- und Interpretationsanteile. Gefühle sind nicht nur Affekte, die unabhängig von den Kognitionen (also von unseren Vorstellungen) existieren, sondern entstehen aus der engen Verbindung zwischen gefühlsmäßiger Erregung und kognitiver (auf die Vorstellungen bezogener) Deutung. Wenn das aber so ist, dann kann man auch über kognitive Einflüsse die Liebe verstärken. Wir kennen das bei Personen, die unter eingebildeter Eifersucht leiden: Sie stellen sich Vertrauensbrüche oder nur die emotionale Bindung ihres Partners an andere Personen vor. Die bloße Vorstellung bringt bereits das Gefühl der Eifersucht hervor. Vergleichbar können wir uns natürlich auch die positiven Seiten des Partners vorstellen, um unsere Liebe zu ihm zu erhalten. Bekanntlich ist auf dem Gebiet der Sexualität die Phantasie ein wichtiger Faktor, der die Lust steigern kann. Das kann aber auch auf die Liebe übertragen werden, obwohl wir diese Verbindung gemeinhin nicht so deutlich herstellen wie bei der Sexualität.

Bei einer genaueren Betrachtung des Gefühls Liebe lassen sich die Beziehungen zu anderen Gefühlen erkennen, die zu einem gemeinsamen Netzwerk verbunden werden. So entsteht zu Beginn einer Liebesbeziehung die *Hoffnung,* dass die Liebe erwidert wird, oder aber auch die *Furcht* vor Zurückweisung. Man empfindet *Glück* in der Beziehung, *Freude* über die Anwesenheit des Partners, *Sehnsucht,* wenn er nicht da ist, *Mitfreude,* wenn es ihm oder ihr gut geht, *Mitleid,* wenn es ihm oder ihr schlecht geht (Mees, 1997). Diese Emotionen sind umso größer, je größer die Liebe ist. Das Gefühl der Zuneigung wird durch die Verbindung mit den anderen Emotionen manchmal erst wieder deutlich. Man erinnere sich etwa daran, wie man den Partner vermisst, wenn er einmal nicht da ist. Üblicherweise aber ist seine Anwesenheit selbstverständlich und man erkennt seine Liebe zu ihm überhaupt nicht mehr. Erst durch seine Abwesenheit wird uns die eigene emotionale Bindung wieder deutlich. Dazu ein Beispiel.

Johannes und Anne sind seit 30 Jahren verheiratet. Anne fragte sich immer mal wieder, warum sie, nachdem die Kinder aus dem Haus sind, eigentlich noch mit ihrem Mann zusammenlebte. Sie hatte den Eindruck, dass von Liebe bei ihnen schon lange keine Rede mehr sein könne. Die Situation änderte sich, als Johannes einen Unfall erlitt und mehrere Wochen im Krankenhaus verbringen musste. „Da merkte ich, wie ich das alltägliche Gespräch mit ihm vermisste, obwohl es doch meist nur belanglos gewesen war", so Anne. „Ich merkte, wie einsam ich mich ohne meinen Mann fühlte, wie mir das gemeinsame Frühstück fehlte, obwohl ich mich doch oft über seine Zeitungsleserei am Frühstückstisch geärgert hatte. Als Johannes aus dem Krankenhaus kam, empfand ich das wie ein Geschenk und ich habe meinen Mann mit neuen Augen betrachtet. Der Unfall hat unsere Beziehung verändert." Johannes dagegen sagt, dass er gerührt und dankbar gewesen sei über die Besuche seiner Frau im Krankenhaus. „Sie ist so oft da gewesen und hat sich viel einfallen lassen, um mir den Aufenthalt zu erleichtern."

Die Tatsache, dass eine Trennung für Paare durchaus fruchtbar sein kann, macht sich auch die Paartherapie zunutze. So besteht eine Maßnahme in der Paartherapie in der gezielten Trennung auf Zeit, um überhaupt einmal wieder die Bedeutung des Partners oder der Partnerin für sich selber zu entdecken, wenn man in der Vergangenheit viel gestritten hat. Die Gefühle, die mit einer zeitweiligen Trennung verbunden sind, können eben auch genutzt werden, um die Liebe genauer zu identifizieren, wenn uns dies wegen der häufigen Streitereien mit dem Partner im Alltag schwer fällt.

Liebe hat aber nicht nur positive Anteile. Dass wir das Phänomen der Liebe nicht erklären können und uns ihr ausgeliefert fühlen, ist uns unangenehm. Diesen Aspekt betonen Frauen stärker als Männer. Er ist insbesondere bei der Entstehung der Liebe wichtig. Der Erhalt der Liebe muss nicht davon betroffen sein. Das Gefühl, der Liebe bei ihrer Entstehung ausgeliefert zu sein, kann auch Furcht hervorrufen und sogar dazu führen, dass wir versuchen, Liebe möglichst zu vermeiden. Interessanterweise zeigt sich, dass wir an den Partner größere Ansprüche stellen als an uns selber, wenn wir die eigene Liebe mit der Liebe des Partners vergleichen. Wir wollen, dass der Partner uns mehr direkt beobachtbare Hinweise seiner Liebe liefert als wir selbst uns für den Partner vornehmen. Der Partner soll offener sein als wir, treuer, uns mehr begehren und uns stärker vertrauen als wir ihm. Die Erklärung für dieses Phänomen liegt darin, dass wir selbst unsere eigene Liebe natürlich kennen. Die Liebe des anderen aber müssen wir aus seinem Verhalten ablesen und interpretieren. Die Gefahr dabei liegt darin, dass beide Partner der Meinung sind, dem anderen ihre Liebe ausreichend zu zeigen, der Partner das aber gar nicht so erkennt und zu dem Schluss kommt, dass die Liebe geringer geworden sei. Das wiederum führt dazu, dass die eigenen Liebesgefühle abnehmen, und bringt leider auch die entsprechenden Verhaltensweisen mit sich, so dass die Liebe allmählich schwindet, und zwar nur deshalb, weil es zu wenig Signale dafür gibt, dass sie vorhanden ist. Es muss also gar nicht viel passieren, damit sich Liebe und Glück kontinuierlich abbauen. Nach einer gewissen Zeit entdecken die Partner nur, dass sie die Liebe verloren haben. Sie ist ihnen schrittweise abhanden gekommen, ohne dass die Partner den genauen Grund dafür benennen könnten. Eine Grundlage für den Verlust der Liebe ist dabei das *Missverständnis,* das sich aus den verschiedenen Ansprüchen der Partner ergibt. Man liegt nicht etwa im Streit miteinander, sondern die Liebe verschwindet einfach, weil man das Verhalten des Partners falsch interpretiert und auch die anderen Gefühle, die einen Hinweis auf die Liebe geben könnten, nicht zu einer Umdeutung der Situation nutzt.

Diese kognitiven Grundlagen für die Liebe sind häufig nicht Gegenstand von Überlegungen, weil wir naiverweise von einer Unabhängigkeit zwischen Gefühl und Verstand ausgehen. Das ist jedoch definitiv eine verkürzte Sichtweise.

Das plötzliche Verschwinden der Liebe hat Erich Kästner in seinem Gedicht „Sachliche Romanze"* sehr anschaulich dargestellt:

Als sie einander acht Jahre kannten
(und man darf sagen: sie kannten sich gut),
kam ihre Liebe plötzlich abhanden.
Wie andern Leuten ein Stock oder Hut.

Sie waren traurig, betrugen sich heiter,
versuchten Küsse, als ob nichts sei,
und sahen sich an und wussten nicht weiter.
Da weinte sie schließlich. Und er stand dabei.

Vom Fenster aus konnte man Schiffen winken.
Er sagte, es wäre schon Viertel nach Vier
und Zeit, irgendwo Kaffee zu trinken.
Nebenan übte ein Mensch Klavier.

Sie gingen ins kleinste Café am Ort
und rührten in ihren Tassen.
Am Abend saßen sie immer noch dort.
Sie saßen allein, und sie sprachen kein Wort
und konnten es einfach nicht fassen.

Kapitel 2
Die Liebe und ihre Anfänge

Das Phänomen Liebe ist in unserer biologischen Grundlage verankert. Wir brauchen nur daran zu denken, dass unser Erbgut zu circa 97,5 Prozent mit dem der höheren Primaten übereinstimmt. Der Mensch kann damit auch als ein sehr hoch entwickeltes Säugetier betrachtet werden.

Liebesfilme oder Liebesromane vermitteln uns ein ganz bestimmtes Bild von Liebe. Wer einen anderen liebt, ist opferbereit, einfühlsam, verklärt die Person des Geliebten. Er schreibt Liebesbriefe oder -gedichte, um seine Liebe zu zeigen. All diese Demonstrationen von Liebe sind kulturelle Gepflogenheiten, die wir in unserer Gesellschaft entwickelt haben. Diese kulturgeschichtlich gewachsenen Liebesbeweise stehen in keiner Weise im Widerspruch zu unserer biologischen Verankerung im Tierreich. Sie ergänzen vielmehr unsere verhaltensbiologischen Grundlagen. Verhaltensbiologisch bedingt ist zum Beispiel die Tatsache, dass wir uns zu einer konkreten Person hingezogen fühlen, ohne uns erklären zu können, warum dies so ist. Dieser angeborene *Auslösemechanismus* beweist die Verankerung des Menschen im Tierreich. Wie wir mit diesem angeborenen Auslösemechanismus umgehen, hängt von der Kultur ab, in der wir leben, und von unseren persönlichen Vorlieben und Eigenarten. Wir können genussvoll eine „Kuschelrock"-CD auflegen, um unserer Verliebtheit Raum zu geben, wir können ein Liebesgedicht verfassen oder wir können uns sogar für den Geliebten oder die Geliebte opfern.

Naturwissenschaftlich gesehen haben Liebe und Partnerschaft ganz handfeste Funktionen. Ohne Liebe wäre unser

Planet in absehbarer Zeit entvölkert. Die Liebe ist Voraussetzung dafür, dass sich zwei Menschen spontan zusammenschließen, wobei diese Paarbildung einem ganz konkreten Zweck dient: sich fortzupflanzen und den Nachwuchs aufzuziehen. Anders als in der Tierwelt müssen Menschen aber länger zusammenbleiben, wenn die Fortpflanzung erfolgreich sein soll. Denn anders als Tiere können wir Menschen nicht erkennen, wann eine Frau fruchtbar ist. Darüber hinaus muss eine Paarbeziehung auch stabil sein, um die Kinder aufziehen zu können (siehe evolutionstheoretische Grundlage der Paarbeziehung bei Witte, 2006).

Liebe hat also zwei Funktionen. Sie ermöglicht die Fortpflanzung und stabilisiert die Beziehung zwischen zwei Menschen. Aus diesen beiden Funktionen hat unsere Kultur im Laufe der Zeit zwei Leitbilder der Liebe entwickelt: das *romantische* und das *partnerschaftliche Leitbild.* Diese beiden Leitbilder bilden die Grundlage für das Phänomen Liebe.

Was uns mit dem Tierreich vereint, sind unsere konkreten Gefühlsreaktionen und unsere sexuellen Handlungen. Was unsere Menschlichkeit ausmacht, sind unsere kulturell entwickelten Handlungen, die uns in die Lage versetzen, unsere Gefühle auszudrücken und sie zu bewahren.

Wenn wir verliebt sind, spielen eine ganze Reihe von Gefühlen zusammen, wie z. B. Begehren, Vertrauen und Hilfsbereitschaft.

Liebe ist aber auch unter einem anderen biologischen Aspekt sinnvoll. Sie hilft uns, die Furcht vor dem Fremden, vor den nicht zur Großfamilie gehörenden Mitgliedern der Art zu überwinden. Üblicherweise verteidigt man die Großfamilie gegen Eindringlinge und ist emotional gebunden an die Mitglieder dieser Großfamilie. Das gilt sowohl für die Menschen als auch für die Tierwelt. Gleichzeitig gibt es aber ein Inzesttabu. Weil Paarungen innerhalb der Familie verboten sind, werden die Heranwachsenden aus der Großfamilie herausgedrängt, sobald sie geschlechtsreif sind. Diese „Vertreibung" aus dem Familienverband kann sehr unterschiedlich erfolgen. In manchen Lebensräumen sind es ausschließlich die männlichen Mitglieder, die herausgedrängt werden. Im menschlichen Bereich kennen wir das Phänomen der Pubertät als eine Entwicklungsphase, in der sich die heranwachsenden Kinder mit der Elterngeneration auseinandersetzen. Sie wehren sich gegen die enge Bindung und es kommt zu Auseinandersetzungen zwischen den beiden Generationen. Diese kritische Phase dient der Ablösung von der Familie. Sie reicht aber nicht aus, um einen konkreten Partner für die Gründung einer neuen Familie zu finden. Dazu ist das Gefühl der Liebe entstanden – Liebe als eine schnelle und enge emotionale Bindung an eine andere Person, die häufig dem anderen Geschlecht angehört. Dass homosexuelle Paare vergleichbare Gefühle erleben, ohne dass bei ihnen die Funktion der Fortpflanzung im Zentrum steht, beweist, dass Menschen sich lieben können, ohne sich fortpflanzen zu wollen. Trotzdem ist es völlig unbestritten, dass wir von verhaltensbiologischen Grundlagen geleitet werden und dass diese biologischen Grundlagen unser Gefühl der Liebe prägen.

Bleibt die Frage, warum wir uns gerade in eine bestimmte Person verlieben und nicht in eine andere. Dafür haben wir viele Erklärungsvarianten parat: „Das war Schicksal!", „Wir sind füreinander bestimmt", „Wir haben die richtige Chemie" und Ähnliches. Letztendlich hängt es aber vom Zufall ab, in wen wir uns verlieben. Allerdings hat der Zufall seine Schranken. Natürlich verlieben wir uns nicht in alle Menschen, denn ohne dass wir uns dessen bewusst sein müssen, kommen für uns längst nicht alle Personen als Partner in Frage. Wenn wir zu jemandem sagen: „Der passt nicht zu dir", meinen wir vielleicht, dass der Partner des anderen zu alt oder zu jung ist oder dass er einen anderen Bildungshorizont hat. Alter und Status spielen eine wichtige Rolle bei der Partnerwahl. In unserer Kultur akzeptieren die Frauen eher einen Mann mit höherem Status und höherem Alter. Filmstars, Berufspolitiker, Kronprinzen oder Tennis-Stars haben in der Regel keine Probleme, Partner bzw. Partnerinnen zu finden, selbst wenn sie bereits sehr alt sind.

Welche einzelne Person wir letztendlich aus der passenden „Kategorie" auswählen, ist aber Zufall. Dieser Zufallsprozess ist aus verhaltensbiologischer Perspektive übrigens sehr sinnvoll: Könnten wir uns nur in eine einzige bestimmte Person verlieben, so wäre das geradezu gefährlich. Schließlich könnte es passieren, dass wir diese Person gar nicht treffen oder dass sie stirbt. Auch dass wir uns von Auswahlkriterien wie gesellschaftlichem Status und Alter leiten lassen, ist biologisch gesehen höchst sinnvoll, denn diese Auslese fördert die Arterhaltung.

Wichtige Kriterien für die Partnerwahl sind in unserer Kultur also Beruf, Bildung, Einkommen sowie das biologische Alter. Da wir aber in einer Zeit leben, in der Jugendlichkeit gefragt ist und wir also alle mehr oder weniger erfolgreich versuchen, jugendlich zu wirken, fällt dieses Kriterium bei der Partnersuche nicht mehr so stark ins Gewicht wie früher. Deshalb gleicht sich auch das durchschnittliche Alter von Männern und Frauen zum Zeitpunkt ihrer Heirat immer weiter an. Bislang ist es aber noch so, dass die Männer circa zwei Jahre älter sind als die Frauen, die sie heiraten.

Nun gibt es Kulturen, in denen die jungen Leute keineswegs frei entscheiden können, welchen Partner sie wählen. In Korea, Japan oder Indien beanspruchen die Eltern ein erhebliches Mitspracherecht, auch wenn der Einfluss der westlichen Kultur zunimmt und damit auch die Kultur der freien Partnerwahl. Auch in der türkischen Gesellschaft ist es selbstverständlich, dass die Eltern ein gewichtiges Wörtchen mitzureden haben, was die Partnerwahl ihrer Kinder betrifft. Dieses Mitspracherecht finden wir selbst bei Angehörigen der zweiten Generation in Deutschland. Dabei ist es keineswegs so, dass diese von den Eltern gestifteten Ehen unglücklicher sind oder häufiger scheitern (wenn man einmal Extremvarianten von Zwangsehen vernachlässigt) als die Ehen, in denen sich die Partner völlig frei füreinander entschieden haben. Offensichtlich achten die Eltern bei der Suche nach einem passenden Partner für ihr Kind recht erfolgreich darauf, dass die sozialen Kategorien passen. Sie sind dabei überzeugt, dass sich die Partner schon ineinander verlieben werden, wenn sie sich erst näher kennen gelernt haben. Eine „Liebe auf den ersten Blick" erwartet also niemand. Stellen die Kinder aber nach dem Kennenlernen fest, dass sie den ausgewählten Partner nicht lieben können, haben sie das Recht, den Partner abzulehnen.

Die „Liebe auf den ersten Blick" ist übrigens auch in unserer Kultur gar nicht so häufig zu finden, wie wir vielleicht glauben. Bei einer Befragung von Paaren haben wir festgestellt, dass nur ein Drittel der Paare sich auf Anhieb ineinander verliebt hat. Bei einem weiteren Drittel hat sich die Liebe sehr langsam entwickelt. Die übrigen Paare gaben an, ihre Liebe habe sich „weder schnell noch langsam" entwickelt. Liebe entwickelt sich also nicht nach einheitlichen Regeln. Ebenso wenig hat die Geschwindigkeit, mit der wir uns verlieben, etwas damit zu tun, wie stürmisch wir unsere Liebe erleben oder wie lange unsere Partnerschaft dauert. Die Liebe ist ein unkalkulierbares Gefühl, sie ist nicht vorhersagbar und gibt uns allen immer wieder viele Rätsel auf. Naturwissenschaftler und Verhaltensbiologen betrachten das Phänomen Liebe natürlich mit ganz anderen Augen. Verlieben sich zwei Menschen ineinander, sprechen Naturwissenschaftler von einem „teilweise eingeschränkten Zufallsprozess". Diese Definition ist natürlich völlig unbefriedigend. Ebenso gut könnten wir die Tatsache, dass sich zwei Menschen ineinander verlieben, schlichtweg als „Macht des Schicksals" begreifen, was eigentlich nur eine viel schönere Formulierung desselben Vorganges ist. Leider können wir überhaupt nicht vorhersagen, in wen wir uns verlieben werden. Das Gefühl, verliebt zu sein, trifft uns wie aus heiterem Himmel. Wir haben also gar keine Mittel, den Anfang unserer Liebe zu kontrollieren. Die Entstehung der Liebe bleibt ein Geheimnis, das wir nicht entschlüsseln können, auch wenn wir es immer wieder versuchen. „Warum hast du dich eigentlich damals in mich verliebt?" ist eine Frage, die sich Partner selbst nach 40 Jahren Ehe immer wieder gern stellen. „Ich habe meinem Mann oft diese Frage gestellt, aber er konnte es mir nie sagen", erzählte uns eine Frau. „Einmal sagte er, er hätte meine Beine so toll gefunden. Aber meist sagte er nur: ‚Ich weiß es nicht.'"

Nun sind wir Menschen aber so angelegt, dass wir dazu neigen, Zufallsprozesse umzudeuten und dafür entsprechende Erklärungen zu suchen. Betrachten zehn verschiedene Menschen eine zufällige Folge von schwarzen Punkten auf einem weißen Blatt, so werden sie aller Wahrscheinlichkeit nach mit größter Überzeugung zehn verschiedene Deutungen dessen abgeben, was sie sehen. Wir Menschen neigen generell dazu, uns die Welt verständlich zu machen. Wir erfinden Theorien und entwickeln Erklärungskonzepte, um uns besser in der Welt zurechtzufinden und um das Gefühl zu vermeiden, dass wir den Geschehnissen ausgeliefert wären. Vorgänge, die wir uns nicht erklären können, erleben wir als bedrohlich. Haben wir eine Erklärung gefunden, lehnen wir uns entspannt zurück und fühlen uns sicher. Deshalb suchen wir auch nach Erklärungen, wenn wir uns verliebt haben. Wenn wir zum Beispiel die „Macht des Schicksals" ins Feld führen, beflügelt uns diese Erklärung und stärkt uns in dem Glauben, dass unsere Verliebtheit in Ordnung und erhaltenswert ist. Derartige Aussagen erklären natürlich überhaupt nicht die Realität, aber sie sind nützlich, denn sie stützen das Gefühl der Verliebtheit und damit auch bestehende Partnerschaften. Trotz aller Nützlichkeit solcher Erklärungsversuche sollten wir aber auf keinen Fall glauben, dass eine Liebe, selbst wenn sie wie ein Schicksal über uns hereingebrochen zu sein scheint, ganz von selbst ewig erhalten bleibt. Ein solcher Glaube hindert uns vielmehr daran, eine stabile Beziehung zu führen. Denn wenn wir glauben, dass unsere Liebe schicksalshaft bis ans Lebensende währt, glauben wir gleichzeitig daran, dass wir nichts tun können, um die Liebe zu bewahren. Eine solch fatalistische Haltung nimmt uns die Chance, unsere Liebe zu pflegen und gegebenenfalls für unsere Liebe zu kämpfen.

Aus dem bisher Gesagten wird deutlich, dass die Wissenschaft Erklärungen für Sinn und Zweck der Liebe anbietet, aber über die konkrete Entstehung der Liebe kaum etwas Genaues zu sagen weiß. Bei der Begegnung zweier Menschen können 30 Sekunden ausreichen, um sich zu verlieben. Es passiert einfach. Wir können diese Gefühle nicht steuern und nicht klären, weil es automatisch ablaufende Prozesse sind, die diese Gefühle hervorrufen. Wissenschaftler haben versucht, Licht in das Dunkel zu bringen, indem sie die Partnerwahl von eineiigen Zwillingen untersucht haben. Aber auch diese Forschungen haben das Rätsel der Partnerwahl nicht gelöst. Hatte einer der eineiigen Zwillinge einen Partner gewählt, so ließen sich keineswegs Rückschlüsse darauf ziehen, welchen Partner der andere Zwilling wählen würde. Die Partnerwahl von eineiigen Zwillingen weist genauso wenig Parallelen auf wie die bei zweieiigen Zwillingen. Unsere Gene lassen also keine Rückschlüsse darauf zu, in wen wir uns verlieben werden.

Wie eng Natur und Kultur aber doch verknüpft sind, zeigt eine umfangreiche Studie von Guttentag & Secord (1983) in den USA. Als Ausgangspunkt ihrer Untersuchung haben sie das zahlenmäßige Verhältnis von Männern zu Frauen im heiratsfähigen Alter in verschiedenen Jahren genommen. Sie stellten fest, dass sich die Geschlechterrollen änderten, abhängig davon, ob es mehr Frauen als Männer im heiratsfähigen Alter gab oder umgekehrt. Je größer die Zahl der Frauen pro heiratsfähigem Mann war, desto weniger galten Werte wie partnerschaftliche Liebe und romantische Gefühle. Stattdessen rückte die Sexualität in den Vordergrund, die Rolle der Frau wurde abgewertet.

Bezogen auf die Situation in Deutschland sind bei den Personen im Alter zwischen 25 und 45 Jahren die Männer in der Überzahl. Insbesondere Männer mit schlechter Ausbildung haben wenig Chancen, eine feste Partnerin in diesem Alter zu bekommen, da Frauen Männer bevorzugen, die älter als sie selbst und besser ausgebildet sind.

Sexualität als das am häufigsten diskutierte Thema spielt nur eine nebengeordnete Rolle, was die Grundlage für die stabile Paarbeziehung betrifft. Daran hat auch die tägliche Informationsflut zum Thema Sex nichts geändert. Weder die täglichen Talkshows im Fernsehen noch die Nacktfotos in den Boulevardblättern haben uns dazu gebracht, Sexualität als den Dreh- und Angelpunkt unserer Paarbeziehungen zu betrachten. Vielmehr erwarten jung verliebte Paare zunehmend voneinander, dass sie sensibel und partnerschaftlich miteinander umgehen. Die Sexualität ist eine nicht unwichtige Beigabe, aber kein zentrales Element der Bindung.

Für alle, die in unserer Gesellschaft einen festen Partner suchen, spielt Sexualität in der Regel also nur eine nebengeordnete Rolle. Auf eine Partnerschaft aus sind bei uns immerhin rund 85 Prozent der heiratsfähigen Erwachsenen. Weil es sichere Verhütungsmittel gibt, haben wir uns schon längst daran gewöhnt, Sexualität von dem Gedanken an die Arterhaltung völlig abzukoppeln. Damit haben wir natürlich mehr Möglichkeiten, unsere Beziehung nach unseren Vorstellungen zu gestalten. Die Frau kann bestimmen, wann sie Kinder bekommen möchte und wie viele sie möchte. Die Möglichkeit zur Verhütung gibt ihr Freiheiten, wie sie früher nur Männer nutzen konnten. Sie kann mehrere kurzfristige Partnerschaften eingehen, ohne sich gleich auf Dauer festlegen zu müssen. Sie kann flüchtige Beziehungen eingehen, die nur der sexuellen Befriedigung dienen sollen. Klammert man die AIDS-Problematik einmal aus, sind wir also nicht mehr unbedingt auf feste Partnerschaften angewiesen, um unsere Sexualität auszuleben. Zwar gehört zu einer dauerhaften Liebesbeziehung die Sexualität dazu. Aber Sexualität ohne Liebesbeziehung wird auch für Frauen zunehmend selbstverständlicher.

Eine Konsequenz in unserer Gesellschaft ist nun aber, dass gerade diejenigen Frauen, die – genetisch betrachtet – besonders geeignet wären, Kinder zu bekommen, weil sie zum Beispiel selbst eine hervorragende Ausbildung erfahren haben und einen Partner mit hohem Sozialstatus haben, nur noch wenige Kinder bekommen. Unsere Kultur hat also das verhaltensbiologische Gesetz, dass das genetisch „beste" Material an die nächste Generation vererbt wird, außer Kraft gesetzt. Wir Menschen haben uns gleichsam den Steuerungen der Verhaltensbiologie entzogen. Wir beeinflussen Prozesse, die früher von der Natur bestimmt wurden, und wir legen unsere eigenen Wertmaßstäbe an.

Vielleicht wird der Bereich der Sexualität in Zukunft eine radikale Neubewertung erfahren, weil die Bedeutung der Sexualität weniger stark an die Aufgabe der Fortpflanzung gekoppelt ist. Es ist anzunehmen, dass Sexualität als Triebbefriedigung ohne jeden Gedanken an Fortpflanzung und feste Paarbeziehungen eine ganz eigene Bedeutung gewinnen wird. Aber Sexualität wird immer auch an die Liebe zu einem festen Partner gekoppelt bleiben. Es mag der Exklusivitätsanspruch verloren gehen, ebenso das Konzept der Treue, das Paare zusammenhält. Unabhängig davon bleibt es aber Tatsache, dass die meisten von uns sich weiterhin eine feste Partnerschaft wünschen und sie auch brauchen. Eine feste Partnerschaft lässt sich eben nicht durch sexuelle Kurzkontakte ersetzen.

Noch ist es in unserer Gesellschaft so, dass sexuelle Treue eine wesentliche Rolle spielt, um Partnerschaften zusammenzuhalten. Aber zukünftig werden Paare ihre eigenen Vorstellungen entwickeln müssen, wie sie es mit der Treue halten wollen. Vielleicht werden in unserer Gesellschaft auch Übergangszeiträume salonfähiger werden, in denen wir es jungen Leuten gestatten, sich sexuell „auszutoben" und dabei nach Belieben die Partner zu wechseln, um in der anschließenden Lebensphase eine dauerhafte Beziehung einzugehen und Kinder aufzuziehen. Sagt ein Mann zu einer Frau „Ich möchte ein Kind mit dir haben", heißt das nicht unbedingt, dass er so schnell wie möglich Vater werden möchte. In aller Regel aber ist diese Aussage als Liebesbeweis zu verstehen. Denn in unserer Gesellschaft gilt, dass wir Kinder nur mit einem Partner zeugen wollen, den wir lieben. Die Liebe ist und bleibt der Ausgangspunkt für fast jede dauerhafte Paarbeziehung. Die Pop-Sängerin, die sich einen Mann sucht, um ein Kind zu zeugen, den sie nach geglückter Befruchtung schnellstens wieder in die Wüste schicken möchte, ist heute immer noch die große Ausnahme. Im Übrigen ist ihr Ansinnen natürlich auch mehr ein Werbegag als ein reales Problem, denn schließlich kann die Befruchtung einer Eizelle inzwischen auch im Reagenzglas vorgenommen werden. Durch die technischen Mittel der Fortpflanzungsmedizin wird die Sexualität immer mehr reduziert auf das Gefühl der Lust und losgelöst von der Aufgabe der Fortpflanzung. Gleichzeitig ist dieses Gefühl der Lust ein Zustand, der starken Bedürfnisschwankungen unterliegt. Das Lustgefühl ist an die Triebstärke gekoppelt und hat nur wenig mit dem Gefühl von Liebe zu tun, das auf eine langfristige Bindung zielt. Die Sexualität gibt uns die Möglichkeit, in einem sehr kurzen Zeitraum eine große Intimität zu erreichen. Ob diese Intimität auf längere Zeit hin trägt, merken wir erst, wenn die sexuellen Wünsche befriedigt sind und wir das Gefühl „hinter" der Sexualität erleben. Dann entscheidet sich, ob die Bindung stark genug für eine längere Beziehung ist. Wenn sie als sehr gering empfunden wird, dann trennt man sich, weil keine Notwendigkeit besteht, länger zusammenzubleiben. Ist sie dagegen größer, wird man weitere Treffen arrangieren, um zu prüfen, ob man sich wirklich binden will, ob also die Verliebtheit ausreicht für eine tiefe Liebe. Trotzdem ist nicht vorherzusagen, ob sich das Gefühl der tiefen Liebe einstellen wird. Solch eher geplantes Vorgehen erleben zwei Drittel aller Paare. Ein Drittel lässt sich von dem Gefühl der Liebe, das beide Komponenten, nämlich Sexualität und Bindungswunsch umfasst, überraschen und gefangen nehmen.

Zusammenfassend sei noch einmal gesagt: Die Entstehung der Liebe haben wir nicht unter Kontrolle. Liebe ist ein spontan entstehendes Gefühl, das zwar nicht immer blitzartig einschlagen muss, dessen Entstehung wir aber nicht kontrollieren können. Anders liegt der Fall, wenn wir uns erst einmal verliebt haben. Manche Paare schaffen es, glücklich zu bleiben und sich ihre Liebe zu bewahren. Andere Paare dagegen stellen fest, dass sie ihre Liebe verloren haben. Schließlich gibt es eine dritte Art von Paaren, bei denen die Liebe in Hass umgeschlagen ist. Übrigens sind die meisten Tötungsdelikte durch Beziehungsprobleme motiviert. In einem solchen Falle fühlt sich der Mann oder die Frau so verletzt, dass ihm nur noch übrig bleibt, den Partner zu töten, die Kinder oder sich selbst.

Bei der Frage, wie wir Partnerschaften erhalten können, helfen uns verhaltensbiologische Überlegungen kaum weiter, obwohl es Vorstellungen gibt, die besagen, dass die Liebe nach ihrer Entstehung circa drei bis vier Jahre erhalten bleibe. Danach sei der Nachwuchs so weit aufgezogen, dass die Frau allein für sich und die Kinder sorgen könne.

Weil wir nicht mehr auf biologische Automatismen vertrauen können und auch nicht mehr auf sie angewiesen sind, müssen wir uns überlegen, wie wir unsere Partnerschaft leben wollen. Dabei hilft es uns, Bescheid zu wissen über die psychologischen Prozesse, die den Umgang zweier Menschen miteinander steuern. Hier geht es um Inhalte und Gesetzmäßigkeiten, die wir kennen und die intensiv erforscht wurden. Wir können also auf dieser Ebene gezielt eingreifen und unser Zusammenleben gestalten. Damit haben wir also ein Mittel in der Hand, um unsere Liebe zu erhalten.

Im Laufe meiner eigenen Untersuchungen und der Untersuchungen vieler Kollegen habe ich die gewonnenen Erkenntnisse über Paarbeziehungen zusammengefasst zu den „fünf Säulen der Liebe". Mit ihrer Hilfe lässt sich eine Partnerschaft glücklich erhalten. Die „fünf Säulen der Liebe" wollen wir Ihnen im nächsten Kapitel zunächst gesammelt vorstellen, ehe wir dann in weiteren Kapiteln einen genaueren Blick auf jede einzelne der Säulen werfen. Denn obwohl wir die Entstehung der Liebe nicht steuern können, so können wir sehr wohl ihre Erhaltung bewusst pflegen. Hier ist dann eben nicht mehr die Verhaltensbiologie gefragt, sondern die Sozialpsychologie.

Dabei konnten wir die Alltagserfahrung stützen, dass es für manche frisch verliebten Paare in Zukunft leichter sein wird, eine dauerhaft glückliche Beziehung zu leben als für andere Paare. Diese Paare haben sich zufällig („schicksalshaft") in den richtigen Partner verliebt. Was kennzeichnet aber den richtigen Partner? Nach unseren Forschungen bedeutet das eine Übereinstimmung in zwei Bereichen , nämlich dem der Lebensgestaltung mit hohen oder geringen Erwartungen in die Zukunft und dem gewünschten Ausmaß an Nähe und Distanz in der Beziehung. Wenn in diesen Bereichen die Übereinstimmung geringer ist, müssen die Partner mehr dafür tun, eine gemeinsame Vorstellung über ihre Partnerschaft zu entwickeln. Die Übereinstimmung in anderen Bereichen ist für eine dauerhaft glückliche Beziehung weniger bedeutsam (Witte & Putz, 2004).

Kapitel 3
Die fünf Säulen der Liebe – ein erster Überblick

Wenn zwei Menschen sich zueinander hingezogen fühlen, sich ineinander verlieben und beschließen zusammenzuleben, ist das ein Schritt von großer Tragweite. Sie geben ihr unabhängiges Single-Dasein auf, um eine neue Einheit zu bilden. Sie bilden ein System. Die Kraft, die das frisch gebackene Paar zu einem System zusammenfügt, bezeichnen wir als Liebe. Das Ziel des Systems ist eindeutig: Der Zustand der Verliebtheit soll in tiefe Liebe übergehen und der Zustand des Glücks soll auf Dauer erhalten bleiben.

Wie in jedem System, so laufen auch in der Paarbeziehung bestimmte Mechanismen ab, die berücksichtigt werden müssen, um das System stabil zu erhalten. Diese Mechanismen bilden die Säulen, auf denen die Paarbeziehung ruht. So müssen Paare einander zeigen, dass sie sich lieben (erste Säule), sie müssen miteinander streiten (zweite Säule), sie müssen gleichberechtigt sein (dritte Säule), sie müssen ein ähnliches Bedürfnis nach Nähe verspüren (vierte Säule) und sie müssen sich als Paar von der Außenwelt abgrenzen, ohne gleichzeitig den notwendigen Kontakt zur Außenwelt zu verlieren (fünfte Säule). Diese Aufgaben, vor denen Paare stehen, sind die „Fünf Säulen der Liebe", wobei alle Säulen gleichermaßen wichtig sind. Sie stehen miteinander im Wechselspiel und müssen sorgfältig gepflegt werden.

Beginnen wir mit der Abgrenzung nach außen, der *fünften* Säule der Liebe. Wie bei jedem System gibt es auch beim System „Partnerschaft" eine Abgrenzung nach außen. Die Systemelemente, das sind in diesem Fall die beiden Partner, haben eine engere Beziehung zueinander als zu Elementen außerhalb des Systems. Mit anderen Worten: Unser Partner, unsere Partnerin ist der Mensch, dem wir am engsten verbunden sind. Dabei gibt es Mechanismen, die die Abgrenzung zweier Partner nach außen hin steuern. Schon die Tatsache, dass Menschen sich emotional verbunden fühlen, grenzt sie von der Außenwelt ab. Hinzu kommen Wünsche und Erwartungen, die die Partner aneinander richten sowie bestimmte Verhaltensweisen, die Paare entwickeln. Häufig sind zwei Menschen auch leicht als Paar von außen identifizierbar. Sie tragen zum Beispiel einen Trauring, auch um zu zeigen, dass sie gebunden sind. Unsere Gesellschaft hat zudem gewisse Restriktionen entwickelt, die Paare in ihrem Kontakt nach außen lenken. So erwarten wir vom Partner sexuelle Treue. Wir erwarten aber auch, dass unsere Paarbeziehung eine Qualität aufweist, wie wir sie in keiner anderen Beziehung zu Dritten finden.

Wie wichtig es ist, dass Paare sich nach außen hin abgrenzen, wird besonders dann deutlich, wenn diese Grenzziehung durchbrochen wird. So können Schwiegereltern oder die eigenen Eltern die Partnerschaft ihrer Kinder belasten, wenn sie sich zu sehr einmischen und die notwendigen Grenzen nicht wahren. Aber auch der Ex-Mann oder die Ex-Frau kann zum Problem werden. Eine geschiedene Frau berichtete uns, dass sie sich auch nach Jahrzehnten immer noch abhängig von ihrem geschiedenen Partner fühle. „Da ist immer noch Ärger und Hass auf meinen Ex-Mann, ich fühle mich heute noch so stark verletzt." Diese starke Bindung an ihre frühere Beziehung belastet die gegenwärtige Beziehung der Frau genauso wie eine zu starke Beziehung zu den eigenen Eltern zur Belastungsprobe für ein Paar werden kann.

Öffnet sich einer der Partner zu stark nach außen, so reagiert der andere Partner nicht selten mit Eifersucht. Diese Eifersucht muss sich nicht unbedingt auf eine dritte Person beziehen. Wir können auch auf die Arbeit unseres Partners eifersüchtig sein, wenn sie zu sehr in den Vordergrund rückt, oder wir können auf seine oder ihre Sportkolleginnen eifersüchtig sein, mit denen er oder sie den größten Teil ihrer Freizeit verbringt. Die Eifersucht ist eine mächtige Gegenspielerin der Liebe. Sie ist die Reaktion darauf, dass wir eine Außenbeziehung des Partners als bedrohlich erleben und das Gefühl haben, dass die von uns gewünschte Abgrenzung nicht mehr gegeben ist. Eine zentrale Rolle spielt dabei die sexuelle Treue. Ungefähr zwei Drittel aller Männer und Frauen fühlen sich emotional stark belastet, wenn sie erkennen, dass ihr Partner ein – sei es auch nur kurzfristiges – sexuelles Verhältnis mit einer dritten Person eingegangen ist. Aber auch wenn sich ein Partner gefühlsmäßig eng an eine dritte Person bindet, ohne dass es zu sexuellen Kontakten kommt, empfinden das vor allem Frauen als belastend. 82 Prozent der Frauen erleben eine solche Situation als stark belastend, bei den Männern sind es nur 65 Prozent. Das zeigt, dass Frauen und Männer verschiedene Erwartungen an Paarbeziehungen stellen. Frauen suchen in einer Partnerschaft eher Liebe und Kommunikation, Männer suchen eher Vertrauen und Sicherheit. Wenn wir uns also Gedanken darüber machen, wie wir uns als Paar von der Außenwelt abgrenzen wollen und müssen, um zum Beispiel das unerwünschte Gefühl der Eifersucht zu vermeiden, sollten wir solche geschlechtsspezifischen Unterschiede im Blick haben. Frauen reagieren schon sehr früh mit Eifersucht, nämlich schon dann, wenn ihr Partner einer anderen Frau Aufmerksamkeit schenkt. Männer fühlen sich erst bedroht, wenn ihre Partnerin eine enge emotionale Bindung zu einer dritten Person eingeht oder wenn sie sexuell untreu wird. Generell trennen sich Männer auch schwerer aus einer Beziehung, und sie möchten sie in einem größeren Maße erhalten als Frauen. Frauen dagegen erwarten, dass sich ihre Partner stärker nach außen abgrenzen. Sie selbst geben die Abgrenzung nach außen aber in dem Moment eher auf, wenn sie sich nicht mehr genügend geliebt fühlen oder das Gefühl haben, nicht mehr befriedigend mit dem Partner kommunizieren zu können.

Frisch verliebte Paare grenzen sich ganz von selbst von der Außenwelt ab. Sie möchten viel Zeit miteinander verbringen und sie denken viel aneinander. Nicht umsonst gibt es Flitterwochen, in denen die Distanz zwischen den Partnern möglichst klein sein soll und die zur Umwelt möglichst groß. Diese starke spontane Abgrenzung lockert sich häufig mit der Zeit, sie geht vielleicht sogar ganz verloren. Das aber gefährdet das Gesamtsystem Partnerschaft. Wenn die Abgrenzung nach außen nicht mehr automatisch stattfindet, sollten Paare sie also unbedingt bewusst herbeiführen. Denn bei einer willkürlichen und nicht mit dem Partner abgestimmten Öffnung nach außen würden Treue und Vertrauen, diese Grundbedingungen einer Partnerschaft, verloren gehen.

Andererseits ist es für Paare auf Dauer ebenso gefährlich, sich zu sehr von der Außenwelt abzugrenzen. Denn ohne Kontakte nach außen kann sich keine Paarbeziehung entwickeln. Außenkontakte bereichern die Beziehung, und sie gewinnen an Bedeutung, je länger ein Paar zusammenbleibt. Die Außenwelt stellt Anforderungen an das Paar und übergibt Aufgaben, die das Paar als System lösen muss. Im übertragenen Sinne stellen diese Anforderungen und Aufgaben von außen die „Energiezufuhr" dar, die jedes Paar braucht, auch um seine Zweierbeziehung zu definieren. Denn wir schätzen unsere Paarbeziehung auch danach ein, wie sie von anderen gesehen wird. Es wirkt stabilisierend auf Paare, wenn sie merken, dass ihre Verbindung von Freunden bewundert wird. Zudem schätzen wir den Partner auch teilweise danach ein, wie beliebt er bei anderen Menschen ist oder wie sehr andere ihn schätzen. Menschen, die von anderen geschätzt werden, sind einfach attraktiver und begehrter. Natürlich versuchen Paare auch, nicht alle ihre Probleme nach außen dringen zu lassen, um besser dazustehen, als es tatsächlich der Fall ist.

Übrigens fällt es in unserer Gesellschaft den meisten Menschen schwer, nach einer gescheiterten Ehe mit beiden ehemaligen Partnern Kontakt zu halten, so dass eine Trennung häufig dazu führt, dass die Geschiedenen ihren Bekanntenkreis verlieren. Als Außenstehende erleben wir Paare als Einheit, und deshalb fällt es uns schwer, nur zu einem der Partner Kontakt zu halten.

Wir denken dann, dass wir den jeweils anderen verletzen. Es fällt uns aber andererseits auch schwer, mit zwei Personen befreundet zu sein, die untereinander verfeindet sind. In der Praxis ist es meist so, dass wir einen der beiden getrennten Partner ablehnen oder aber die Beziehung zu beiden meiden, weil wir es nicht schaffen, gleichzeitig eine Beziehung zu zwei Personen zu haben, die verfeindet sind. Diese Form der Dreieckskonstellation erleben wir als unangenehm. Damit diese Beziehungstriaden als angenehm erlebt werden können, müssen sie ausbalanciert sein, das heißt, entweder mögen sich alle drei Personen oder es mögen sich zwei, die beide die dritte Person ablehnen nach dem Motto: „Der Feind meines Feindes ist mein Freund."

Neben dieser Problematik der Abgrenzung hat jedes System auch eine Struktur. Um diese Struktur geht es in *der dritten* und *vierten* Säule der Partnerschaft. Paare müssen dabei klären, welche Distanz und welche Nähe sie voneinander wünschen und in welchem Machtverhältnis sie zueinander stehen. Die Beziehung der Partner zueinander lässt sich also erfassen, indem wir beschreiben, wie stark die beiden Partner die Nähe suchen und wie stark der eine über den anderen bestimmen kann.

Was das Nähe-Distanz-Problem betrifft, so müssen Paare im Wesentlichen zwei Aufgaben lösen. Sie müssen die richtige emotionale Nähe zueinander finden, die für beide optimal ist, und sie müssen klären, wie stark sie sich voneinander abgrenzen können, ohne den anderen zu verletzen. Dabei kann auch eine zu große Nähe problematisch werden, weil jeder Mensch eine eigenständige Person bleiben möchte, die ihre individuellen Interessen verfolgen kann oder manchmal auch nur einfach allein sein will. Haben zwei Partner ein völlig unterschiedliches Bedürfnis nach Nähe, so sind Konflikte vorprogrammiert, und die Partner müssen Kompromisse finden. Dieses Nähe-Distanz-Problem lässt sich leider nicht ein für allemal lösen, sondern stellt sich im Verlauf einer Paarbeziehung immer wieder neu. Verlassen etwa die Kinder das Elternhaus, müssen die Eltern ihre Beziehung zueinander neu definieren und ein neues Gleichgewicht finden. Das gleiche gilt, wenn ein Partner beruflich stärker eingespannt ist, wenn er seine Arbeit verliert oder in den Ruhestand tritt. Paare müssen sich also flexibel zeigen. Fehlt diese Flexibilität, dann ist das Glück der Paarbeziehung gefährdet.

Die Frage, wer sich in einer Zweierbeziehung wem unterordnet – und damit sind wir bei der dritten Säule der Paarbeziehung –, lässt sich bei den meisten Paaren glücklicherweise nicht eindeutig beantworten. So kann es Bereiche wie Haushalt, Geld, Kinder oder Freizeitgestaltung geben, in denen wir gern den Vorschlägen des Partners folgen, weil er oder sie mehr davon versteht oder bestimmte Sachen einfach lieber macht. Diese Struktur darf aber nie dazu führen, dass sich ein Partner dem anderen generell überordnet oder unterwirft. Denn dann könnte sich der andere ausgenutzt oder bevormundet fühlen. Die Struktur des Paarsystems muss also so gestaltet werden, dass beide Partner gleichermaßen an den Aufgaben beteiligt sind, die sich in einer Paarbeziehung ergeben.

Wir haben wiederholt betont, dass Liebe kein Zustand ist, der automatisch erhalten bleibt. Damit sind wir bei der *ersten* Säule einer glücklichen Paarbeziehung. Wir müssen unserem Partner oder unserer Partnerin immer wieder deutlich machen, dass wir sie lieben und dass wir mit ihr glücklich sind. Das heißt nichts anderes, als dass wir uns in unserer Beziehung so verhalten müssen, dass meine Partnerin weiß, dass ich sie mag. Sie muss wissen, dass ich sie brauche und dass wir zusammen gehören. Nur wenn ich meiner Partnerin diese Dinge immer wieder deutlich mache, bleibt die Partnerschaft auch bei größten Anforderungen von außen stabil. Diese aktive Gestaltung der Beziehung erfordert deutliche Handlungen, die für den jeweils anderen Partner erkennbar sein müssen. Wir müssen Zeit opfern, Dinge tun, von denen der Partner weiß, dass wir sie ihm zuliebe getan haben. Wir müssen zum Beispiel kleine alltägliche Gesten entwickeln, die aber nicht zur Routine werden dürfen. All diese Handlungen, all diese kleinen alltäglichen Gesten bestimmen das Klima einer Paarbeziehung. Da ist zum Beispiel der berühmte Blumenstrauß, den wir unserem Partner unverhofft und scheinbar grundlos mitbringen. Unsere Handlungen oder Gesten, mit denen wir unsere Liebe beweisen wollen, müssen aber so eindeutig sein, dass unser Partner sie auch richtig interpretiert. Um meine Botschaft „Ich liebe dich" zu übermitteln, reichen Routinehandlungen wie der Blumenstrauß zum Hochzeitstag nicht unbedingt aus. Eine sichere Methode, unmissverständlich unsere Liebe zu zeigen, besteht darin, Dinge zu tun, die wir für uns selber nicht täten. Da ist zum Beispiel die Frau, die das Lieblingsessen des Ehemannes bereitet, obwohl sie es selbst nicht ausstehen kann, oder der Mann, der seine Partnerin in eine Theatervorstellung begleitet, obwohl er eigentlich müde ist. In solchen Situationen ist die Bedeutung des Handelns klar. Der Partner kann solche Handlungen nicht darauf zurückführen, dass der andere eigene Wünsche verwirklicht, sondern er erkennt deutlich den Bezug zu seiner Person. Solche Handlungen sind für jede Beziehung notwendig, um sie zu erhalten.

Auch hier bleibt es leider nicht automatisch so, wie es am Anfang der Liebesbeziehung war. Jedes Paar muss das anfängliche Klima, in der die vielen kleinen positiven Gesten sich von selbst eingestellt haben, immer wieder neu herbeiführen und seinen Alltag entsprechend gestalten. Dabei müssen wir uns außerdem daran gewöhnen, dass das Klima einer Paarbeziehung von zwei unterschiedlichen Anteilen abhängt, der bereits erwähnten *romantischen* und der *partnerschaftlichen Komponente* (siehe Kapitel 2). Es bleibt nicht aus, dass sich die Mischung dieser beiden „Klimakomponenten" im Laufe der Paarbeziehung ändert. In unserer Gesellschaft ist die Meinung weit verbreitet, dass sich romantische Liebe und erfüllte Sexualität auf der einen Seite und partnerschaftliches Miteinander auf der anderen Seite überhaupt nicht unter einen Hut bringen lassen. Das ist falsch. Natürlich müssen wir beide Komponenten für die Gestaltung der Partnerschaft heranziehen. Eine wichtige Aufgabe in der Paarbeziehung ist es also, romantische Liebe, erfüllte Sexualität und partnerschaftliches Miteinander auszubalancieren.

Wie weiß ein Paar aber nun, dass es sein Ziel, nämlich seine glückliche Partnerschaft zu erhalten, nicht aus den Augen verloren hat oder vom Weg abgekommen ist? Dazu müssen die Partner den Weg der verbalen Auseinandersetzung gehen. Damit sind wir bei der *zweiten* Säule der Liebe angekommen. Verbale Auseinandersetzung ist das, was man als offenes Gespräch in der Partnerschaft bezeichnet. Die verbale Auseinandersetzung ist unverzichtbar bei allen Problemen, die die Partnerschaft bedrohen und einen der beiden Partner unglücklich machen. Alle kritischen Bedingungen, die einen der Partner unglücklich machen, sollten angesprochen werden. Diese Bedingungen sollten unbedingt korrigiert werden, damit die Partner glücklich bleiben.

Manche Paare halten dabei eine möglichst einfache Strategie für die beste, nämlich möglichst offen über alle Probleme zu sprechen. Leider zeigt die Praxis, dass diese Strategie durchaus nicht zu empfehlen ist. Eine beliebige Verbalisierung der kritischen Punkte in einer Partnerschaft führt nur dazu, dass die Streitgespräche eskalieren. Eine solche Eskalation bedroht die Paarbeziehung aber eher, als dass sie sie auf den gewünschten Weg zurückbringt. Folgende Faustregel ist empfehlenswerter: Ich kann meine Partnerin, meinen Partner nur kritisieren, wenn ich ihr bzw. ihm vorher meine Zuneigung verdeutlicht habe. Wie sehr sich zwei Menschen kritisch miteinander auseinandersetzen können, hängt also davon ab, wie viel positive Bestätigung sie einander geben. Alles andere wirkt eher verletzend und wird abgelehnt. Eine Kritik aber, die abgelehnt und als ungerecht empfunden wird, hat nicht den geringsten positiven Effekt. Wenn aber meine Partnerin weiss, dass ich mit meiner Kritik nicht die Beziehung bedrohe, sondern vielmehr die gemeinsame Liebesbeziehung erhalten möchte, kann sie eine solche Kritik auch eher annehmen und sich ihr stellen. Eine dergestalt positive verbale Auseinandersetzung hat zur Folge, dass das Paar neue Gleichgewichtszustände aushandeln muss und dass sich das Verhalten des Partners wirklich ändert. Die Reihenfolge ist also klar: Jeder verbalen Kritik sollten wir eine klare Mitteilung vorausschicken, dass wir unseren Partner lieben. Ist das nicht der Fall, gibt es die berühmten endlosen Diskussionen, in denen sich die Partner gegenseitig mit fruchtlosen Schuldvorwürfen traktieren. Je positiver also eine Beziehung, desto mehr Kritik verträgt sie. Die Regel „Zuerst eine positive Äußerung über die Beziehung und dann die kritische Bemerkung“ wirkt manchmal übrigens wahre Wunder. Denn schon allein dadurch, dass wir unserem Partner gegenüber positive Gefühle äußern, ergibt sich die gewünschte Korrektur manchmal von selbst, ohne dass wir die geplante Kritik noch in Worte fassen müssen.

Insgesamt beruht das Fünf-Säulen-Modell auf allgemeinen Prinzipien der sozialen Interaktion, wie sie nicht nur für Paare gelten (Wienhold, 1972). Diese allgemeinen Prinzipien lassen sich aber gezielt auf Paarbeziehungen übertragen und tauchen als Konzepte auch in Paartherapien auf. Dabei gelten allgemein folgende acht Regeln:

1. *Je größer und je konsistenter die Informationsmenge ist, die ein Individuum über ein anderes erhält, desto zutreffender fallen die Urteile aus, die das Individuum aus der Information über das andere zieht.*

Vereinfacht gesagt heißt das, dass ich den Partner besser einschätzen kann, wenn ich viel von ihm erfahren habe. Und je besser ich meinen Partner einschätzen kann, desto besser kann ich mich auf ihn einstellen, wenn ich es möchte. Deshalb ist es auch notwendig, dass wir bereit sind, uns in unserer Beziehung selbst zu offenbaren. Dies fällt insbesondere vielen Männern schwer, weil sie nicht gern von sich reden. Diese Männer dürfen sich dann aber auch nicht wundern, wenn ihre Partnerinnen nicht wissen, was los ist. Diese Frauen sind dann gezwungen, ihren Partnern alle Wünsche und Bedürfnisse von den Augen abzulesen. Das aber klappt erst, wenn sie viel über ihren Partner wissen, oder es klappt, weil die Situation so normiert ist, dass man nichts falsch machen kann. Deshalb klappt es eben auch viel seltener, als manche Männer es sich wünschen. Vielleicht ist die nachfolgende Generation Männer eher bereit, sich zu öffnen. Manches spricht dafür, dass die klassischen männlichen Tugenden des „einsamen Wolfes" nicht mehr so verbreitet sind, wie es in der Vergangenheit der Fall war.

2. *Je häufiger zwei Personen in Kontakt stehen und je mehr Informationen sie über sich untereinander ausgetauscht haben, desto unabhängiger werden Attraktion und Einschätzungsgenauigkeit von der Einstellungsähnlichkeit.*

Üblicherweise glauben wir, dass unser Partner uns sehr ähnlich ist. Zudem mögen wir auch die Personen am liebsten, denen wir uns ähnlich fühlen. Wenn zwei Partner nun aber im Laufe der Beziehung feststellen, dass sie auf vielen Gebieten sehr unterschiedlicher Ansicht sind, kompliziert das die Liebesbeziehung. In dieser Situation ist es umso wichtiger, dass die Partner Zeit gemeinsam verbringen. Das hilft ihnen einerseits, ihre Fehlannahmen zu korrigieren, und andererseits, sich weiterhin zu lieben. Denn intensiver Kontakt schafft Sympathie. Gemeinsam verbrachte Zeit, die beide Partner positiv erleben, fördert die Liebe auch bei Personen, die sich weniger ähnlich sind. Allerdings haben es Menschen, die sich nur wenig ähnlich sind, schwerer als Paare, die in vielen Dingen übereinstimmen. In vielen Fällen hilft es uns, am Anfang einer Beziehung einfach anzunehmen, dass der Partner uns ähnlich ist. Eine genaue Prüfung ist ja nicht möglich. Im Laufe der Paarbeziehung stellt sich dann heraus, wie groß die Übereinstimmung tatsächlich ist. Eine Studie in meiner Arbeitsgruppe hat gezeigt, dass wir uns unsere Partner danach aussuchen, ob sie uns ähnlich sind – auch wenn uns dies vielleicht gar nicht bewusst ist – und dass vor allem die Paare glücklich bleiben, die in vielen Ansichten übereinstimmen. Das bedeutet, dass zum Beispiel interkulturelle Ehepaare es schwer haben, ihre Beziehung auf Dauer glücklich zu erhalten. Solche Partner müssen viel mehr abklären als Paare mit einem homogenen kulturellen Hintergrund. Gelingt es diesen Paaren aber, diese gemeinsame Aufgabe zu lösen, kann das im Laufe der Zeit zu einer großen Intimität führen.

3. *Je mehr ein Individuum in seiner Selbsteinschätzung durch ein zweites Individuum bestärkt und erhöht wird, desto mehr wird es sich zu diesem Individuum hingezogen fühlen.*

In unserer Gesellschaft ist das Gefühl der positiven Selbsteinschätzung sehr wichtig. Wenn ich nun von einer Person eine solche Wertschätzung erfahre, dann bedeutet mir diese Person sehr viel. Gehe ich mit dieser Person eine Beziehung ein, fühle ich mich geachtet und begehrt. Erlebe ich dieses Gefühl in der Beziehung immer wieder, so werde ich mir auch meine Liebe bewahren. Am Anfang einer Beziehung dürfte es uns kaum schwer fallen, dieses Funktionsprinzip anzuwenden. Vielfach bedeutet es nur, die Gefühle, die man hat, deutlicher zu zeigen. Diese Gefühle sind da, werden aber vielleicht zurückgehalten, weil wir nicht wissen, ob der andere dafür offen ist, oder weil wir unsicher sind, ob der richtige Zeitpunkt gegeben ist. Vielleicht finden wir lediglich nicht die angemessene Ausdrucksform. Jedenfalls kommt es häufig vor, dass wir uns zurückhalten. Je mehr wir uns aber zurückhalten, desto mehr hält sich der andere auch zurück. Und je mehr sich beide zurückhalten, desto mehr meinen beide, nicht mehr genug geliebt zu werden. Auf diese Weise verschwindet die Liebe, denn Liebe ist im Wesentlichen das Gefühl, sich vom anderen angenommen und verstanden zu wissen.

4. *Je mehr eine Verhaltensweise eines anderen Individuums vom betroffenen Individuum als Akzeptierung oder Ablehnung seiner Person wahrgenommen wird, desto eher wird das betroffene Individuum das Verhalten des anderen in positivem oder negativem Sinne erwidern.*

Hier gilt die bekannte Volksweisheit „Wie man in den Wald hineinruft, so schallt es heraus“. Wir können also durch unser Verhalten das Verhalten unseres Partners erheblich beeinflussen. Wenn es uns gelingt, nicht nur spontan und unkontrolliert zu reagieren, sondern bewusst, dann bietet dieses Funktionsprinzip eine gute Möglichkeit, das Klima unserer Beziehung zu bestimmen. Wenn wir dem Partner positive Rückmeldungen geben, werden wir wahrscheinlich auch eine positive Rückmeldung erhalten. Wir können uns also bewusst gegenseitig beeinflussen, dürfen dabei aber nicht vergessen, dass die Vorspiegelung falscher Tatsachen nicht weiterhilft. Wenn man eng zusammenlebt, werden sie über kurz oder lang durchschaut werden. Als gezielte Manipulation ist dieses Funktionsprinzip also unbrauchbar. Wichtig ist die Erkenntnis, dass es nicht reicht, Gefühle zu haben. Wir müssen sie auch mitteilen, wenn wir wollen, dass der andere sie wahrnimmt.

5. *Je häufiger zwei Personen interagieren und je höher die Attraktion zwischen ihnen ist, desto kongruenter werden die interpersonalen Wahrnehmungen der beiden Personen.*

Eine wichtige Voraussetzung dafür, dass wir eine Partnerschaft als glücklich erleben, ist das Gefühl, sich verstanden zu wissen. Dieses Verständnis füreinander entsteht aber erst, wenn zwei Partner eine intensive und enge Beziehung entwickeln. Dabei spielt die emotionale Beziehung eine Rolle und die Intensität, mit der die Partner interagieren. Je mehr Freizeit ich also mit meinem Partner gemeinsam gestalte, desto mehr kann ich einschätzen, wie der Partner denkt, was für Vorlieben er hat und was er ablehnt. Je unterschiedlicher dabei die Situationen sind, in denen sich die Partner erleben, desto größer wird das Erfahrungsspektrum, das uns hilft, den Partner immer genauer kennen zu lernen und besser zu verstehen. Dieses Verständnis können wir dem Partner anschließend vermitteln, wodurch wir dann das angestrebte Gefühl des Sich-Verstanden-Fühlens hervorrufen. Ohne diese Interaktionsdichte gibt es zwei Fehlermöglichkeiten, nämlich erstens, einfach zu schließen, der Partner sähe alles ähnlich wie man selbst; zweitens kann der Partner kein Verständnis für bestimmte Bereiche erwarten, wenn der andere keine Erfahrung mit diesen Bereichen gemacht hat. Beides zusammen behindert einen wesentlichen Aspekt einer glücklichen Paarbeziehung, nämlich das Gefühl, vom Partner verstanden zu werden wie sonst von keiner anderen Person.

6. *Unter der Bedingung, dass Kooperation die besten gemeinsamen Ergebnisse erbringt, werden sich die Individuen einer Zweierbeziehung umso kooperativer verhalten, je sicherer sie von ihren Partnern Kooperation erwarten können.*

Wenn es zwei Partnern erst einmal gelungen ist, sich in ihrer Beziehung kooperativ zu verhalten und kooperativ zu handeln, dann bleibt diese Kooperation auch erhalten. Leider gilt auch die Umkehrung. Wenn wir Streit erwarten, nehmen die Streitigkeiten tatsächlich zu und wir werden konfliktbereiter. Faktisch können alle Inhalte zu Streit führen. Aber auch hier haben wir es durch unser eigenes Verhalten in der Hand, das Verhalten unseres Partners positiv zu beeinflussen.

7. *Je angesehener eine Person bei anderen Personen ist, desto attraktiver ist eine soziale Beziehung.*

8. *Je beliebter eine Person bei anderen Personen ist, desto attraktiver ist eine soziale Beziehung.*

Diese beiden Prinzipien verdeutlichen, wie wichtig Außenbeziehungen für eine Partnerschaft sind. Wie attraktiv ein Partner ist, hängt unter anderem von seiner sozialen Stellung ab. Die soziale Stellung des Partners ist insbesondere Frauen wichtig, was verhaltensbiologische Gründe hat. Während Frauen sich eher soziales Ansehen für ihren Partner wünschen, legen Männer eher Wert auf eine Partnerin, die beliebt ist.

Auch wenn diese Funktionsprinzipien teilweise in Paartherapien angewandt werden, können wir sie natürlich ohne Therapeuten für die eigene Beziehung nutzen. Die Anwendung solcher Prinzipien stellt letztlich keine Manipulation dar, wie man befürchten könnte. Sie wirken auch ohne dass wir sie kennen und gezielt einsetzen. Wenn wir sie aber kennen, können wir sie gewinnbringend für unsere Paarbeziehung heranziehen.

Fast alle Menschen wünschen sich eine enge und tiefe Beziehung zu einem anderen Menschen. Zum einen sind wir wohl genetisch so angelegt, dass wir nicht als Individuen durchs Leben gehen können. Partnerschaft gibt uns das Gefühl, gebraucht zu werden, verstanden zu werden, einen Lebenssinn zu haben. Selbst Singles verschließen sich dieser hohen Wertschätzung der Partnerschaft nicht. Viele Singles betrachten ihre Lebensweise häufig als nur zweitbeste Alternative. Wenn wir aber eine glückliche Paarbeziehung tatsächlich als eines der wichtigsten Lebensziele ansehen, dann sollten wir uns entsprechend verhalten und unseren Verstand nutzen, um dieses Ziel zu erreichen, denn wir haben diesen Verstand mitbekommen. Um unsere Liebe zu bewahren, sollten wir die Funktionsprinzipien anwenden, die unser Glück verstärken, und diejenigen vermeiden, die unsere Liebe negativ beeinflussen. Deshalb wollen wir uns im Folgenden die einzelnen Säulen der Liebe näher anschauen und sie durch Beispiele verdeutlichen.

Abschließend möchten wir anmerken, dass das Konzept der fünf Säulen auf vielfältiger empirischer Forschung basiert (Witte & Lehmann, 1992; Kraft & Witte, 1992; Bleich & Witte, 1992; Witte, Sibbert & Kesten, 1992; Witte, 1994[2]; Witte & Sperling, 1995; Doll, Mentz & Witte, 1994; Witte, 1997). Trotzdem sollte es nicht als Anweisung für Paare missverstanden werden. Es ist ein Denkmodell, dass das Verständnis schärft für die vielfältigen Prozesse, die in Paarbeziehungen ablaufen, und es zeigt Mechanismen auf, die uns helfen, eine glückliche Beziehung zu führen. Die dargestellten Wege und Verhaltensweisen sind nicht die einzig möglichen, aber sie haben sich in der Praxis bewährt.

Kapitel 4

„Wir zeigen uns, dass wir uns lieben" Die erste Säule der Liebe: die Beziehungsdefinition

Wenn wir frisch verliebt sind, können wir es kaum ertragen, vom Partner getrennt zu sein. Wir suchen seine Nähe, versuchen ihm oder ihr zu gefallen und sind häufig damit beschäftigt, ihm oder ihr unsere Liebe zu zeigen. Wir tun Dinge, die nicht immer unserem eigenen Bedürfnis entsprechen, aber von denen wir wissen, dass sie dem Partner gefallen. Wir suchen uns Symbole, die für unsere Liebe stehen, wählen Orte oder Ereignisse aus, die unsere Liebe veranschaulichen. Das kann ein gemeinsames Lieblingslied sein oder der Ort, an dem wir uns zuerst in den Partner verliebt haben. Vielleicht begann die große Liebe an einem See oder in einem Restaurant, das man dann zur Erinnerung immer mal wieder aufsucht. Wir erfinden Geschichten, die darum kreisen, dass die Partnerin uns schicksalhaft vorherbestimmt war, entwickeln neue Vorlieben für Kunst, Kultur, Kleidung und Speisen, die wir ohne den Partner nicht entwickelt hätten. Wir denken darüber nach, wie wir den Partner überraschen könnten und sind häufig damit beschäftigt, Liebesbeweise auszutauschen. Das geschieht in einer glücklichen Partnerschaft auf beiden Seiten, sodass beide Partner deutlich spüren, wie verliebt der andere ist. „Das Glück des anderen ist auch mein Glück" ist die Devise der frisch Verliebten, die sich gegenseitig immer wieder neu versichern, wie sehr sie sich lieben. Sie heben hervor, wie bedeutend und einzigartig ihre Beziehung ist und schmieden Zukunftspläne, denn natürlich sind sie überzeugt, dass die Partnerschaft lange währen wird. Sie betonen die positiven Eigenschaften des Partners und denken, dass die negativen keine große Rolle spielen werden.

So empfinden Verliebte ihr Glück täglich neu, und das Glück verstärkt sich noch dadurch, dass die Partner eine Ausdrucksform gefunden haben, sich ihre Liebe mitzuteilen. Dabei bedienen sich Liebespaare einerseits der allgemein üblichen Sprache, andererseits entwickeln sie ganz eigene Sprachformen, eine Art Geheimcode, den Außenstehende nicht verstehen. Weil sich Verliebte so intensiv und klar austauschen, sind sich beide Partner sicher, was der andere denkt und fühlt.

Leider nimmt dieser intensive Gefühlsaustausch im Laufe der Zeit ab, und die Partner fühlen sich dann meist weniger glücklich und auch weniger stark gefühlsmäßig gebunden. Ist der Prozess der Paarbildung abgeschlossen, reden Paare auch nicht mehr so viel über ihre Partnerschaft. Auch die Liebesbeweise werden seltener. In dieser Phase öffnen sich die Paare wieder mehr zur Außenwelt. Andere Aufgabenstellungen im Leben der Menschen gewinnen wieder an Bedeutung. Die romantische Komponente nimmt ab, die partnerschaftliche Komponente tritt in den Vordergrund. Eine Konsequenz daraus ist, dass wir zunehmend unsicherer werden, was der andere für uns empfindet. Weil der Partner nicht mehr so häufig seine Liebe zeigt, fühlen wir uns weniger geliebt und denken, dass dem anderen die Beziehung weniger wert sei als früher. Vielleicht fragen wir uns sogar, ob der Partner uns überhaupt noch liebt. Über unseren eigenen Zustand sind wir uns natürlich eher im Klaren. Aber um den inneren Zustand des anderen richtig abzuschätzen zu können, sind wir immer wieder auf Informationen angewiesen.

Wenn wir denken, dass der andere uns nicht mehr genug liebt und dass wir nicht mehr so glücklich wie früher sind, reagieren wir darauf vielfach ganz automatisch in einer Weise, die uns leider nicht weiterbringt: Wir beginnen jetzt nämlich auch, dem anderen nicht mehr zu sagen, wie sehr wir ihn lieben. Damit setzen wir einen unseligen Prozess in Gang. Der Partner meint jetzt ebenfalls, spüren zu können, dass sich die Liebe verringert und die Partnerschaft an Glück verloren hat. Dieser Prozess wird häufig noch dadurch gefördert, dass wir uns zahlreichen äußeren Anforderungen ausgesetzt sehen, die wir glauben im Leben erfüllen zu müssen. Wir wollen im Beruf erfolgreich sein, wir wollen vielleicht ein Haus bauen, wir wollen größere Anschaffungen tätigen, wir wollen perfekte Gastgeber sein und Ähnliches mehr. Diese Anforderungen beanspruchen einen großen Teil unserer Energie – Energie, die wir am Anfang der Partnerschaft ganz selbstverständlich in unseren Partner investiert haben. Hinzu kommt, dass wir den Partner mehr als früher kritisieren. Auch das versteht der andere als Liebesentzug. Denn zu Beginn der Beziehung haben wir unseren Partner doch überhaupt nicht kritisiert! (Dass diese Kritik notwendig und wichtig ist, um die Liebesbeziehung zu erhalten, werden wir im folgenden Kapitel zeigen. Hier geht es darum, dass der Partner die Kritik als Beweis dafür auffasst, dass er weniger geliebt wird.)

Die große Gefahr besteht jetzt darin, dass sich dieser Kreislauf verstärkt. Vielleicht beginnen wir uns in diesem Stadium der Partnerschaft selbst zu fragen, ob wir den Partner, von dem wir uns nicht mehr ausreichend geliebt fühlen, noch lieben und ob wir die bestehende Partnerschaft überhaupt aufrecht erhalten möchten. Vielen erscheint in dieser Situation eine neue Partnerschaft mit ihren strahlend positiven Gefühlen und ihren neuen Erfahrungen als Lösung des Problems. Circa 50 Prozent aller Paare trennen sich in dieser Situation.

Aber auch die Partner, die zusammenbleiben, fragen sich, welche Wirkung es auf die Partnerschaft hat, dass sie sich nicht mehr so intensiv wie früher austauschen. Die abnehmende Kommunikation führt tatsächlich dazu, dass das Klima der Beziehung abkühlt und beide Partner weniger Gewinn aus der Beziehung ziehen, als sie eigentlich könnten. Dabei scheint die Befreiung aus dem Dilemma so einfach. Die Paare müssten nur in der Lage sein, ihre Gefühle wie früher zu zeigen und deutlich zu machen, wie wichtig ihnen die Beziehung ist. So könnten sie nicht nur den negativen Kommunikations-Kreislauf stoppen, sondern ihre Partnerschaft gemeinsam so leben, wie beide sie wirklich empfinden. Dazu ist es aber absolut notwendig, dem anderen die vorhandene Liebe unmissverständlich mitzuteilen. Routinemäßig mitgebrachte Blumensträuße oder ein halbherzig hervorgebrachtes „Ich liebe dich doch" reichen eben nicht aus, wenn alle übrigen Handlungen eine andere Sprache sprechen.

Warum fällt es eigentlich vielen Paaren im Verlauf ihrer Beziehung immer schwerer, sich so wunderbar mühelos miteinander zu verständigen, wie sie es am Anfang konnten? Das liegt zum einen daran, dass die Spontaneität verschwindet, mit der wir anfangs unsere Gefühle geäußert haben. Zum anderen herrscht bei vielen Menschen die Vorstellung vor, dass man sich nach jahrelanger Ehe nicht mehr täglich gegenseitig seine Liebe versichern müsse. „Zu Beginn einer Liebe ist das ja angemessen, aber wenn man längere Zeit zusammen ist, dann muss die Partnerin doch eigentlich wissen, dass man sie liebt und die Partnerschaft für glücklich hält." Diese Meinung ist weit verbreitet, aber gefährlich. Wer sagt uns übrigens, was angemessen oder unangemessen ist? Das sind übernommene Konventionen, die wir kritisch betrachten sollten. Denn diese Konventionen entsprechen einfach nicht mehr dem Lebensalltag vieler Paare, genauso wenig wie die althergebrachten Konventionen, was Rollenverteilung, Berufstätigkeit, Kindererziehung, Sexualität und andere wichtige Themen in der Partnerschaft betrifft. Was ist das Kriterium für richtiges Verhalten? Was von einem erwartet wird oder wie man sich verständlich macht? Sicherlich Letzteres. Klare Mitteilungen an den Partner nützen übrigens nicht nur dem anderen. Sie helfen auch uns selbst dabei, uns über unseren inneren Zustand klar zu werden. Sie helfen uns, Dinge zu erkennen, die uns sonst im Alltag vielleicht verloren gingen. Klare Mitteilungen an den Partner oder die Partnerin ermöglichen es also auch uns selbst, die Beziehung tiefer zu erleben.

Fatalerweise passiert es immer wieder, dass althergebrachte Konventionen Partnerschaften belasten. „Dürfen eigentlich Paare, die schon mehr als 20 Jahre verheiratet sind, in der Öffentlichkeit Zärtlichkeiten austauschen? Wirkt das nicht vielleicht völlig unangemessen?" ist eine Frage, die gar nicht so selten auftaucht. Natürlich dürfen sie! Wenn wir damit dem anderen genau wie zu Beginn der Partnerschaft eindeutig mitteilen können, dass wir ihn (noch) lieben, dann sollten wir dies tun und uns nicht von überflüssigen Konventionen behindern lassen. Wichtig ist, dass wir uns an die Dinge erinnern, die die Anfänge unserer Beziehung so verzaubert haben. Diese Rückschau hilft uns vielleicht, im Laufe der Zeit verschüttete Ausdrucksmöglichkeiten neu zu entdecken. Wie war das eigentlich, als Sie sich damals verliebt haben? Was haben Sie sich alles einfallen lassen, um den Partner oder der Partnerin zu beeindrucken? Was hat Ihnen eigentlich so besonders an Ihrem Partner gefallen? Jetzt müssen manche von uns sicherlich in ihrem Gedächtnis kramen, um sich genauer zu erinnern. Vielleicht kann der Partner oder die Partnerin dabei helfen. Vielleicht können Sie einiges aus Ihrer Erinnerung hervorholen und reaktivieren. Sicherlich ist nicht alles, aber vielleicht doch einiges wiederholbar, was wir möglicherweise einfach nur vergessen haben. Schon ein Gespräch, in dem sich zwei Partner an den Beginn ihrer Liebe erinnern, kann sehr anregend für die Beziehung sein. Die Erinnerung hilft uns auch, die Intensität unserer früheren Gefühle neu zu entdecken. Außerdem ist der Partner nach einem solchen Erinnerungsgespräch dann nicht übermäßig überrascht, wenn wir an die alten Zeiten anknüpfen, die doch schon beinahe vergessen schienen ...

Jede Liebesbeziehung lebt davon, dass wir in sie investieren. Das geschieht wie gesagt vor allem dadurch, dass wir deutlich mitteilen, dass wir den anderen lieben und dass wir glücklich sind. Zeigen wir unsere Gefühle derart klar, wird auch der andere sich in den meisten Fällen ermutigt fühlen, seine Gefühle zu zeigen. Das kann dazu führen, dass ein negativer Kommunikationskreislauf umgekehrt wird.

Die Macht von Lob, Anerkennung und Begehren ist außerordentlich groß. Sie führt, wie wir im vorigen Kapitel beschrieben haben, dazu, dass der Partner vergleichbar reagiert. Es tut einfach wohl, gelobt zu werden und sich begehrt zu wissen. Leider glauben viele von uns, dass sie sich eine Blöße geben, wenn sie ihre Gefühle zum anderen ausdrücken. Oder wir sind es zu wenig gewohnt, unsere Gefühle zum anderen auszudrücken. Das gelang uns vielleicht nur in der allerersten Zeit der großen Liebe, und damals geschah es spontan und ohne nachzudenken. Wenn aber die Spontaneität verloren geht, dann geht auch diese Mitteilungsform verloren, obwohl wir unseren Partner vielleicht noch genauso lieben wie früher. Ein Grund ist wahrscheinlich auch, dass wir nicht mutig genug sind und Angst haben, verletzt zu werden. Bei Männern mag hinzukommen, dass Gefühlsäußerungen als wenig angemessen gelten und dass sie entsprechend sozialisiert worden sind. Zwar ist es richtig, dass sich hier in den letzten zwanzig Jahren eine Menge verändert hat. Männer achten heute stärker auf ihre Gefühle als früher und sie sind besser in der Lage, sie auszudrücken. Aber der Unterschied zu den Frauen hat sich dennoch nicht verringert. Die Frauen haben sich noch weiter in die Richtung entwickelt, dass sie ihre Gefühle stärker beachten und sich engagieren, um eine glückliche Beziehung zu leben. Die Männer haben sich zwar davon wegbewegt, rein leistungsorientiert zu denken. Dennoch sind sie stärker als Frauen auf Außenwelt und Beruf hin orientiert. Die Frauen geraten dadurch häufig in ein Konfliktfeld zwischen Beruf und Karriere auf der einen Seite und emotionale Bindung an Partner und Familie auf der anderen Seite. Natürlich gibt es zunehmend

Ausnahmen, aber wir sollten doch kritisch fragen, welche Möglichkeiten die Berufswelt uns bietet, wenn man ihre augenblickliche Organisation betrachtet. Ist der Beruf auch unter emotionalen Gesichtspunkten befriedigend genug? Diese Frage sollte jeder für sich selbst beantworten. Auf jeden Fall wirkt die Berufswelt sich auf die Paarbeziehung aus. Das wird sich noch verstärken, wenn den Arbeitnehmern immer größere Mobilität abverlangt wird, weil die Globalisierung weiter voranschreitet. In den USA, die uns in dieser Hinsicht noch voraus sind, wird den Arbeitnehmern heute schon eine viel größere Mobilität abverlangt, als es bei uns in Europa der Fall ist. Diese Mobilität belastet natürlich die Beziehung und die Familie. Hierin liegt sicherlich auch ein Grund für die hohen Scheidungsraten in den USA. Die räumliche Kluft zwischen Arbeitswelt und Familienleben erzeugt viele zusätzliche Probleme, und wir müssen diese Konflikte schon sehr bewusst angehen, um unter diesen erschwerten Bedingungen eine glückliche Beziehung zu führen. Das gilt natürlich auch für Schichtarbeiter oder für Menschen, die arbeitslos geworden sind oder unter besonderen beruflichen Belastungen leiden. Nicht immer ist geteiltes Leid auch halbes Leid, manchmal ist es auch doppeltes Leid, wie das folgende Beispiel zeigt.

> Jürgen ist 50 Jahre alt, als er am Arbeitsplatz von einem Gerüst stürzt und sich eine Rückenmarksverletzung zuzieht. Nach langwierigem Krankenhausaufenthalt und Rehabilitationsmaßnahmen kehrt er, arbeitsunfähig und auf den Rollstuhl angewiesen, in die Familie zurück. „Seitdem ist er völlig verändert", erzählt seine Frau Inge (45). „Er ist ständig gereizt, schreit, tobt und ist kaum dazu zu bringen, das Haus zu verlassen. Besonders mit den Kindern gibt es dauernd Krach." Der ältere Sohn zog aus, als er 18 wurde. Die 12-jährige Tochter darf nur selten Freundinnen mit nach Hause bringen, „und wenn, dann müssen sie leise sein". Inge sagt, sie

stehe ständig im Konflikt zwischen ihrem Mann und den Kindern. „Natürlich tut mein Mann mir Leid, aber die Kinder können doch nichts dafür, dass er im Rollstuhl sitzt.“ Seit dem Unfall hat sich auch das Freizeitverhalten der Familie verändert. „Ich begleite meinen Mann immer. Er ist ja auf mich angewiesen. Auch wenn wir in Urlaub fahren, kommt unsere Tochter nie mit. Sie ist ganz froh, wenn sie in diesen Zeiten bei Verwandten oder Freunden sein kann.“

Die Situation von Inge und Jürgen ist außerordentlich schwierig, weil Inge einerseits ihren Mann nicht verlassen will, andererseits Jürgen seinen Unfall nicht verarbeitet hat und deshalb keine Beziehung zur Familie aufbauen kann. Unfälle, an denen wir uns unschuldig fühlen, können wir nur schwer verarbeiten. Diese Tatsache führt dazu, dass die betroffenen Personen die Konflikte, die sie mit sich selbst haben, nach außen tragen. Sie können ihren jetzigen Zustand nicht akzeptieren und sind deshalb ständig unzufrieden. Das ist bei Menschen anders, die zum Beispiel Sportunfälle erlitten haben, wie sie bei der ausgeübten Sportart einfach passieren können. In dieser Situation fühlen sich die Menschen selbst verantwortlich für den erlittenen Unfall. Sie geben nicht anderen Personen oder äußeren Umständen die Schuld, sondern sagen sich, dass sie mit einem solchen Unfall rechnen mussten. Solche Personen nehmen ihr Schicksal selbst in die Hand und versuchen aktiv, mit ihrem möglicherweise veränderten Leben fertig zu werden. So gelingt es ihnen auch, in Beziehungen einen Neufang zu starten. In solchen Fällen ist geteiltes Leid wirklich halbes Leid. Bei Inge und Jürgen jedoch führte der Unfall zum doppeltem Leid. Ohne eine gezielte psychische Betreuung ist nicht damit zu rechnen, dass sie wieder glücklich werden. Es ist aber nicht die Behinderung als solche, die das Paar unglücklich macht, sondern es sind die psychischen Auswirkungen der Behinderung.

Wie groß die Konflikte zwischen Berufswelt und Privatleben sein können, zeigt das folgende Beispiel.

Hans-Peter ist 35 Jahre alt, als er seinen gut bezahlten Job in einer Werbeagentur hinwirft. „Ich war zehn Jahre lang in Agenturen tätig. Arbeitstage von zehn bis zwölf Stunden waren keine Seltenheit, und natürlich war klar, dass wir auch am Wochenende da sein mussten, wenn Not am Mann war." Seine beiden Kinder, inzwischen sechs und acht Jahre alt, habe er kaum gesehen. „Wenn ich von der Arbeit kam, schliefen sie schon. Meine Kinder sind quasi ohne mich groß geworden." Die Versuche der Agentur, ihren Mitarbeiter zu halten, scheiterten. Hans-Peter: „Ich fühlte mich so ausgebrannt. Außerdem wollen meine Frau und ich noch ein drittes Kind haben. Da möchte ich diesmal miterleben, wie es anfängt zu sprechen und anfängt zu laufen." Heute arbeitet Hans-Peter als selbständiger Graphiker von zu Hause aus.

Hans-Peter und seine Frau haben sich entschieden, völlig neue Prioritäten in ihrer Beziehung zu setzen, nachdem Hans-Peter sich darüber klar geworden war, dass er mit seiner Berufssituation unzufrieden war. Viele Arbeitnehmer empfinden eine solche Entfremdung gar nicht, oder sie ziehen nicht die notwendigen Konsequenzen – in vielen Fällen ist dies auch nicht möglich, zumindest nicht unmittelbar. Dann aber belastet der Stress im Beruf die Partnerschaft. Aber selbst in einem solchen Fall muss die Berufstätigkeit nicht automatisch zu Beziehungsschwierigkeiten führen, vorausgesetzt, die Partner haben sich auf eine entsprechende Aufgabenverteilung geeinigt. Ist der Mann aber unzufrieden mit seinem Beruf, dann kann sich diese Unzufriedenheit sehr schnell auf die Beziehung auswirken, wenn weder dem Mann noch der Partnerin die Ursachen für die Belastung deutlich sind und sie die Gründe für die Unzufriedenheit in der Beziehung selbst suchen. Um die Unzufriedenheit genauer zu analysieren, müssen beide Partner in der Lage sein, sich einander differenziert mitzuteilen. Die Frau sollte wissen, welche inneren Vorgänge ihren Mann bewegen und belasten. Nur so können beide Partner gegenseitiges Verständnis erwarten. Im Idealfall entlastet die Partnerin ihren Mann, indem sie ihm die Stressverarbeitung erleichtert. In einem solchen Klima ist der Mann dann auch eher bereit, sich weniger stark auf den Beruf und mehr auf die Familie hin zu orientieren. Das aber erfordert nicht nur Verständnis der Partnerin, sondern auch gezielte Unterstützung, weil es immer noch so ist, dass Männer, die ihren Beruf zugunsten der Familie aufgeben, gegen die gesellschaftliche Norm verstoßen. Darüber hinaus kann der Mann eine so schwerwiegende Entscheidung nur fällen, wenn seine Partnerin hinter ihm steht, zumal er mit negativen Reaktionen im Bekanntenkreis rechnen muss. „Es sind ja nicht nur die Schwiegereltern, die mich nicht ernst nehmen und mich als Hausmann belächeln", berichtete uns ein junger Vater. „Auch in der Babykrabbelgruppe werde ich als ein Exot bestaunt, und immer wieder werde ich gefragt, ob ich auch diese Haushaltsarbeit könne oder jene oder ob ich nicht allmählich die Nase voll hätte von Kind und Haushalt." Die Überwindung dieser sozialen Normen ist ohne die Unterstützung der Partnerin kaum zu leisten.

Hans-Peters Entschluss zu kündigen hatte eine Neuorganisation der Partnerschaft zur Folge. Damit waren er und seine Frau der Gefahr entgangen, sich schrittweise voneinander zu entfremden. Denn Hans-Peters berufliche Unzufriedenheit hätte sich sehr wahrscheinlich über kurz oder lang auf die Partnerschaft ausgewirkt. Hätten die beiden die tatsächliche Ursache für Hans-Peters Unzufriedenheit nicht erkannt, so hätte das ihre Zuneigung und ihre Liebe zueinander zerstören können.

Nur wenn beide Partner sich gegenseitig deutlich mitteilen, dass sie sich lieben, sind sie in der Lage, Schwierigkeiten und Probleme innerhalb der Beziehung und von außen zu bewältigen, ohne die Trennung als einzigen Ausweg zu sehen. Klare Verhältnisse über die gegenseitige Gefühlslage sind aber auch notwendig, um Streitpunkte in der Beziehung zu klären, wie wir in Kapitel 3 gesehen haben. Aber auch wenn eine Beziehung scheitert, ist es sehr wichtig, sich an die Anfänge der Partnerschaft zu erinnern: Aus der Erinnerung an die Gefühle, die zu Beginn der Beziehung vorhanden waren, kann deutlich werden, dass die Beziehung als solche kein Fehler war. Das hilft, Gefühle von Zorn und Hass zu vermeiden und die Trennung gütlich über die Bühne zu bringen. Dabei sollten beide Partner aber ehrlich und mutig genug sein, um klar und deutlich darüber zu reden, was am Ende der Beziehung von den anfänglichen Gefühlen noch übrig geblieben ist und was alles verloren gegangen ist. Das erleichtert es allen Beteiligten, insbesondere betroffenen Kindern, die Trennung zu ertragen. Wollen wir aber eine Trennung verhindern, dann sollten wir lernen, unsere Gefühle zu zeigen und die Beziehung beiderseitig immer wieder deutlich zu klären. Je früher wir dies in einer Partnerschaft tun, desto größer ist die Chance, glücklich und voller Liebe zu bleiben. Ob wir in einem späteren Stadium der Partnerschaft noch die Energie aufbringen, einen vielleicht schon verstummten Dialog neu zu entfachen, hängt davon ab, wie anpassungsbereit wir sind und wie gut wir es verstehen, mit den inneren und äußeren Anforderungen fertig zu werden, die an die Partnerschaft gestellt werden. Wir müssen zum Beispiel in der Lage sein, Stress-Situationen zu bewältigen. Das können Krankheiten des Partners sein, schlechte Laune wegen beruflicher Probleme oder Schulprobleme der Kinder. Aber auch die Wahl des Fernsehprogramms oder der Besuch von Freunden kann Konflikte auslösen, die zu Stress in der Partnerschaft führen. Solche schwierigen oder konfliktbeladenen Situationen können emotional eine gewisse Distanz zum Partner erzeugen, die wir aktiv überwinden sollten, zum Beispiel auch dadurch, dass wir unsere negativen

Gefühle nicht immer zeigen. Wir sollten also in der Lage sein, positive Gefühle zu äußern und negative nicht gleich spontan zu offenbaren. Leider verhalten wir uns oft genau umgekehrt. Wir zeigen, wenn wir uns ärgern, aber wir halten uns bedeckt, wenn wir Zuneigung empfinden. Das lässt sich ändern.

Bei dem Bemühen, uns die Kommunikationsfähigkeit zum Partner zu erhalten, ist einmal mehr unser Verstand gefragt, den wir bewusst einsetzen sollten. Wir wissen jetzt, dass viele Paare dazu neigen, von Jahr zu Jahr weniger über ihre Partnerschaft und ihre Gefühle füreinander zu reden. Vielleicht sprechen sie sogar gar nicht mehr darüber, welche glücklichen Momente sie in ihrer Beziehung immer noch erleben. Diejenigen, die es wagen, gezielt und in angemessenen Schritten glaubwürdig und eindeutig über ihre Liebe zu reden, werden wahrscheinlich über die Reaktion sehr positiv überrascht sein. Vielleicht gelingt es ihnen, einen negativen Prozess umzukehren oder einen positiven in Gang zu setzen. Vielleicht führt ihr Engagement auch dazu, dass positive Prozesse verstärkt werden. Was wir auf keinen Fall machen sollten, ist, auf den anderen zu warten. Denn dem geht es ja genauso wie uns. Die Verantwortung für die Beziehung tragen immer beide Partner – Abwarten ist also keine Lösung. Wir sollten auch nicht versuchen, den Partner ändern zu wollen. Ändern können wir nur uns selbst. Wenn uns unsere Beziehung also wichtig ist und wir unseren Kopf anstrengen, sollte es uns gelingen, dem anderen deutlich und glaubwürdig mitzuteilen, dass wir ihn immer noch lieben.

> „Das haben uns schon viele bestätigt: So ein Glück, wie wir miteinander haben, das gibt es selten", sagt Tanja (33) über ihre Ehe mit Sven (39). Seit sieben Jahren sind die beiden verheiratet, seit zehn Jahren sind sie ein Paar. „Mir ist es sehr bewusst, dass es etwas Besonderes ist, dass ich mit dieser Frau zusammenleben darf und dass

es immer noch so ist. Ich bin immer wieder erstaunt, wenn ich morgens aufwache, dass sie noch da ist, und dann bin ich ganz schön glücklich morgens. Das ist schon mal toll", sagt Sven.
Rituale, um sich ihre Liebe zu zeigen, haben die beiden nicht. Das komme mehr aus dem Bauch heraus, meint Sven. „Wenn einer Lust hat, was zu machen, macht er das. Jeder lässt sich etwas einfallen, eine Überraschung hier, eine Überraschung da." So streicht ihm Tanja morgens ein Brot, bevor er in die Firma fährt. „Und wenn ich einkaufen gehe, bringe ich ihm oft etwas Schönes mit." Von ihrem Mann erwartet sie keine besonderen Gesten. „Die sind einfach da. Er sagt mir, dass er mich liebt. Das kommt mindestens einmal täglich vor. Wie er mich jetzt anguckt, zum Beispiel, das sagt doch auch schon viel. Es ist eigentlich immer so, dass wir im Alltag mal knuddeln, das ist der normale Umgang." Sven freut sich, dass seine Frau seine Nähe sucht und „dass sie daran interessiert ist, dass wir etwas gemeinsam machen. Das ist eine innere Verbundenheit, die ist einfach da, das spürt man." Beide wollen möglichst viel zusammen sein und planen ihre Freizeit bewusst. „Wir spielen abends mal ein Spiel oder unternehmen sonntags nachmittags immer etwas zusammen." Beide sagen, dass sie „Glück miteinander gehabt" hätten. „Wir haben so viele Gemeinsamkeiten. Wir gehen beide sehr gern einkaufen und fahren schrecklich gern zusammen in Urlaub", so Sven.

In dieser Beziehung scheinen bewusste Maßnahmen, um die Liebe zu erhalten, auf den ersten Blick keine große Rolle zu spielen. Vieles läuft noch genauso automatisch ab, wie es zu Beginn der Partnerschaft war. Trotzdem ist sehr deutlich, dass sich Tanja und Sven sicher sind, geliebt zu werden und in einer glücklichen Beziehung zu leben. Gleichzeitig überlegen beide aber auch bewusst, wie sie den anderen glücklich machen können. Festgelegte Rituale, sich ihre Liebe zu zeigen, haben sie dabei nicht. Das ist vernünftig, denn den Verstand einzusetzen bedeutet nicht, verkrampft nach irgendwelchen Handlungen zu suchen, die den anderen glücklich machen könnten. Nicht selten wirken solche Anstrengungen zudem unglaubwürdig und erzielen beim Partner nicht die Reaktion, die man sich gewünscht hätte.

Wie spürt man eigentlich eine solch innere Verbundenheit, von der Sven und Tanja berichten? Letztlich nur dadurch, dass man dem anderen Signale der eigenen Liebe sendet. Genau das tun Sven und Tanja täglich. Indem sie sich täglich ihre Liebe bestätigen und jeden Tag „knuddeln", knüpfen sie direkt an den Anfang ihrer Beziehung an. Es passiert also eine ganze Menge im Austausch zwischen den beiden.

Die gemeinsam geplante Freizeit ist ein weiteres Indiz dafür, dass Sven und Tanja nicht nur eine romantische Liebesbeziehung führen, sondern ihren Verstand einsetzen, um das Miteinander glücklich zu gestalten. Beide suchen die Nähe des anderen, möchten viel Zeit miteinander verbringen und freuen sich über das Wissen, dass diese Bedürfnisse auf beiden Seiten vorhanden sind. Sven und Tanja haben wahrscheinlich wirklich „Glück miteinander gehabt". Sie können ihre anfängliche romantische Beziehung auch deshalb ohne Probleme erhalten, weil es offensichtlich keine Ansprüche von außen gibt, die ihr System gefährden könnten und weil keine gravierenden unterschiedlichen Positionen zwischen den beiden existieren, die das innere System der Partnerschaft gefährden oder sie vor schwierige Probleme stellen. Die Ähnlichkeit zwischen beiden Partnern, was die Vorstellungen über die Partnerschaft und die Gestaltung des Lebens angeht, ist so groß, dass Konflikte bisher keine große Rolle gespielt haben. Das Beispiel von Sven und Tanja zeigt aber auch, dass das Gefühl der Liebe nicht automatisch mit der Zeit verblasst. Liebe und Romantik nutzen sich nicht zwangsläufig ab wie ein Teppich, auf dem ständig herumgelaufen wird. Die Qualität der Liebe mag sich wandeln, die romantischen Anteile mögen geringer werden, die partnerschaftlichen mögen steigen, aber die Liebe kann auch nach langer Zeit so frisch und unverbraucht wie am ersten Tag sein.

> „Ich liebe meine Frau immer noch", sagt Heinrich (74) nach 36 Jahren Ehe mit Elisabeth (62). Elisabeth meint dagegen, dass die Zeit der großen Liebe längst vergangen sei. „Aber da ist immer noch ein Gefühl der Verbundenheit." Während all ihrer Ehejahre haben die beiden am Wochenende immer viel unternommen, gemeinsam mit den drei Kindern. Seit einigen Jahren besitzen sie ein Theaterabonnement, das sie als Gelegenheit betrachten, gemeinsam schöne Abende zu erleben. Seit seiner Pensionierung nimmt Heinrich seiner Frau sehr viel Arbeit im Haushalt ab. So kocht er fast täglich das Mittagessen. Das sei eine Art ihres Mannes, ihr seine Liebe zu zeigen, sagt Elisabeth. Sie wünsche sich aber „eigentlich etwas ganz anderes, lieber mal ein vernünftiges Wort, ein Gespräch." Heinrich begleitet seine Frau zudem stets, wenn sie zu Routine-Untersuchungen zum Arzt gehen muss. „Er weiß, dass ich Angst habe und lässt mich da nie allein. Dafür bin ich dankbar." Wenn Elisabeth ihrem Mann eine Freude machen will, kocht sie, „was er gerne mag". Außerdem ist sie viel unterwegs und erzählt ihrem Mann von ihren Reiseerlebnissen. „Das hört er sich gerne an." Elisabeth sieht ihren Anteil daran, dass die Beziehung immer noch funktioniert, darin, „dass ich seine Macken ertrage und dass ich zu ihm halte und dass ich nach Streitereien immer diejenige bin, die das Gespräch wieder anfängt."

Die Aussagen von Elisabeth und Heinrich lassen erkennen, dass sich ihre Liebe qualitativ gewandelt hat. Beide haben eine bestimmte Form gefunden, ihre Liebe zueinander auszudrücken, wobei aber fraglich bleibt, ob ihre nicht-verbalen Mitteilungen beim Partner wirklich so ankommen, wie sie gemeint sind. Deutlich ist auch, dass Elisabeth Bedürfnisse hat, die unbefriedigt bleiben. Beide haben es offensichtlich nicht erreicht, eine größere Nähe und Gemeinsamkeit herzustellen. Die häufig anzutreffende Rollenverteilung, bei der die Frau wesentlich für die Beziehungsarbeit zuständig ist, finden wir auch hier. Es bleibt die Frage, ob beide nicht noch einen Zustand anstreben könnten, der auch für Elisabeth ein größeres Ausmaß an Befriedigung bringen könnte. Trotz einer spürbaren gewissen Unzufriedenheit zumindest auf einer Seite scheint die Partnerschaft stabil zu sein. Die Grundlage der Beziehung liegt darin, dass beiden deutlich ist, was sie an dieser Beziehung haben und was nicht. Vielleicht ist sich Heinrich nicht deutlich genug darüber im Klaren, was sich seine Frau wünscht.

Stefan (40) und Sandra (32) haben sich bei Freunden kennen gelernt. „Wir fanden uns gegenseitig unheimlich arrogant. Das hat uns wohl füreinander interessant gemacht“, erinnert sich Stefan. „Er kam rein nach dem Motto ‚Mir gehört die Welt‘, und ich dachte, um Himmels willen, was ist das denn für ein Typ. Dann strich er einem Freund von mir nett über den Kopf, und ich merkte, dass man mit ihm ganz gut reden kann. Er ist ein sehr freundlicher Mensch und wir konnten uns stundenlang unterhalten.“ Auch Stefan hatte das Gefühl, „richtig gelandet zu sein. Wir konnten uns prima austauschen.“
Die Ehe hielt nur zwei Jahre lang. Mit Rücksicht auf das gemeinsame Kind lebten Stefan und Sandra weitere zwei Jahre zusammen, bevor sie auseinander zogen. Stefan fand Heiraten „immer schon gruselig. Das passt gar nicht in diese Welt, in der alles auf Eigenbedarf angelegt ist und die Fähigkeit, Kompromisse zu schließen, hinlänglich verloren gegangen ist.“ Sandra dagegen, ein Scheidungs-

kind, träumte von einer glücklichen Familie. Beide heirateten, als das Kind, das sich beide gewünscht hatten, unterwegs war. „Das Kind war für mich das einzige Argument zum Heiraten", so Stefan. Aber die Geburt des Kindes sei schon der „Anfang vom Ende" gewesen, meint Sandra. „Familie heißt doch auch, dass man was zusammen unternimmt, aber bei uns war vom Moment der Eheschließung an alles getrennt", und Stefan fragte: „Wieso sollen wir was zusammen machen? Das gehört für mich nicht dazu." Vor der Ehe sei es anders gewesen. „Da sind wir zusammen essen oder spazieren gegangen." Stefan: „Ich hätte mir vielleicht auch mehr Gemeinsamkeiten gewünscht, aber ich hatte keine Lust mehr, was zusammen zu unternehmen, weil es Stress war. Es gab Meinungsverschiedenheiten über unwichtige Dinge. Und darauf hatte ich zunehmend weniger Lust."

Stefan und Sandra sind ein deutliches Beispiel für Paare, die es nicht geschafft haben, sich ihre anfängliche Verliebtheit zu bewahren. Offensichtlich ist es ihnen schon am Anfang nicht gelungen, sich gegenseitig zu zeigen, dass sie sich lieben. Der anfängliche Eindruck, den die beiden voneinander hatten, war eher negativ und beide mussten ihn erst überwinden. Die Arroganz, die beide zunächst beim anderen empfanden, basierte offensichtlich auf Eindrücken, die während der späteren Ehe wieder zum Tragen kamen. Sandra gelang es schon zu Anfang der Beziehung nicht, Stefan ihren Wunsch nach Nähe ausreichend klar zu übermitteln. Beide sagen, sie hätten sich anfangs gut austauschen können. Sie haben sich also auf den anderen konzentriert und sind den Wünschen und Bedürfnissen des anderen in einem gewissen Maß gefolgt.

In dieser Ehe stellte die Geburt des Kindes eine neue Anforderung für das Gleichgewicht in der Partnerschaft dar. Sehr schnell nach der Geburt stellten sich Differenzen zwischen den Partnern ein. Diese Differenzen und die hinzukommenden äußeren Schwierigkeiten verhinderten, dass Stefan und Sandra einander weiterhin ihre Gefühle füreinander mitteilen konnten. Ihre Liebe hat diese Beeinträchtigung der Kommunikation nicht überstanden.

Stefan und Sandra sind ein Beispiel für Paare, die sehr unterschiedliche Vorstellungen über die Art der Beziehung haben. Solche Paare haben es besonders schwer, eine gemeinsame Form zu finden, um sich einander mitzuteilen. Sie müssen sehr viel mehr Konflikte lösen und viel intensiver streiten als Paare, deren Anschauungen sich mehr ähneln. Die große Unterschiedlichkeit zwischen zwei Partnern wurzelt vielfach schon in der Kindheit oder der Jugendzeit. Oft haben sie einen Mangel in der Ehe ihrer Eltern erlebt, den sie nun in ihrer eigenen Ehe keinesfalls wieder erleben wollen und nicht tolerieren können.

Im Fall von Stefan und Sandra scheinen sich zwei Personen mit einer sehr unterschiedlichen Vorstellung von „Bindung" angezogen zu haben, nämlich eine Frau, die eine enge Bindung an den Partner sucht, und ein die Bindung eher vermeidender Mann, der vor allem seine Unabhängigkeit sucht. Diese Konstellation ist keineswegs selten. Es lässt sich häufiger beobachten, dass sich Menschen in dieser Kombination anfänglich gegenseitig attraktiv finden. Das macht auch das „Umkippen" der anfänglichen Ablehnung deutlich, von der Stefan und Sandra berichten. Solche Verbindungen haben es besonders schwer, eine gemeinsame Form des Zusammenlebens zu finden. Die großen Unterschiede können zum Beispiel dazu führen, dass eine Frau kaum eine Chance hat, ihrem Partner glaubwürdig mitzuteilen, dass sie ihn liebt, weil der Partner eine solche Mitteilung möglicherweise schon als Anklammerung missversteht. Sandra aus unserem Beispiel versteht umgekehrt jede Distanzierung als Liebesentzug, während Stefan allzu große Nähe möglicherweise als Form von Hilfsbedürftigkeit, aber nicht von Liebe versteht. Zwangsläufige Folge ist, dass die Liebe sehr schnell verschwindet, weil die

Partner sich nicht mehr verstanden fühlen und weil sie nicht mehr erkennen, dass der andere sie liebt.

„Vernunft und Verstand, das muss passen", sagte sich der heute 80-jährige Eugen, als er mit 50 Jahren noch einmal heiratete. Nach dem Tod seiner ersten Frau hatte Eugen eine Gefährtin für sich und eine Mutter für seine fünf Kinder gesucht. Maria, damals 35 Jahre alt, hatte sich schon immer eine große eigene Familie gewünscht. Sie, die den eigenen Vater in den Wirren des Zweiten Weltkrieges verloren hatte, suchte „etwas Väterliches". Dass Eugen bereits fünf Kinder hatte, schreckte sie nicht ab. „Ich wusste, auf was ich mich einließ." Eugen und Maria bekamen noch zwei gemeinsame Kinder. Vertrauen und Sympathie habe am Anfang der Beziehung gestanden, sagt Eugen. „Die Liebe ist dann allmählich gewachsen." Maria: „Wir hatten eine solide Grundlage, und ich hatte auch körperliche Sehnsucht nach einem Lebensgefährten." Beide legten von Anfang an Wert darauf ihren Freiraum zu haben. „Er hatte seine Werkstatt, und ich hatte meine Gemeinde, in der ich ehrenamtlich tätig war." Eugen, der als Facharbeiter mit seinem Geld gut haushalten musste, hatte es sich zur Devise gemacht, „nichts zu versprechen, was ich nicht halten konnte. Groß ausgehen, sich hübsch machen, das war nicht drin. Wir haben uns nichts vorgemacht." Trotz Geldknappheit und der vielen Arbeit seien sie doch einmal im Monat ins Theater gegangen. „Und in der Pause ins Café. Solche schönen Erlebnisse braucht man doch", sagt Maria, die für die große Familie ihren Beruf aufgab. Jetzt, im Alter, genießen die beiden ihr Leben. Maria: „Das Liebesleben ist immer noch schön. Und wir sind dankbar, dass wir einander haben. Das sollte man pflegen. Ab und zu ein kleines Geschenk, einen kleinen Blumenstrauß, eine Torte auf dem Tisch, jeden Tag schöne Mahlzeiten, und sonntags immer Kaffee und Kuchen."

Eugen und Maria konnten sich nur finden, weil beide sich bei der Partnerwahl nicht von romantischen Gefühlen leiten ließen, sondern das partnerschaftliche Leitbild der Liebe in den Mittelpunkt stellten. Dass schon zu Beginn der Beziehung fünf Kinder da waren, stellte natürlich eine erhebliche Anforderung dar, die eine starke Abgrenzung des Paares nach außen gar nicht zuließ. Unter diesen Bedingungen blieb nicht viel Zeit für romantische Gefühle, wenn man andere Paarbeziehungen zum Vergleich heranzieht. Das bedeutet aber nicht, dass die Romantik gefehlt hätte. Offensichtlich haben Eugen und Maria auch den sexuellen Bereich als befriedigend erlebt und nicht etwa ausgeklammert. Unter den gegebenen schwierigen Bedingungen haben beide eine Form gefunden, sich gegenseitig ihre Zuneigung zu zeigen. Sie haben und leben immer noch eine glückliche Partnerschaft, ohne dass die Romantik anfangs die zentrale Bedeutung gehabt hätte, die sie bei den meisten Paaren in der Regel hat. Vielleicht muten wir der Liebe zu viel zu, wenn wir Liebe gleichsetzen mit romantischen Gefühlen und erfüllter Sexualität und dazu noch meinen, dass sich diese Gefühle ohne weitere Anstrengung bewahren ließen. Eugen und Maria liefern den Beweis dafür, dass auch der umgekehrte Weg möglich ist: Aus partnerschaftlichen Anfängen können romantische Gefühle entstehen. Aber auch für diesen Weg gilt, dass die Partner sich gegenseitig sagen müssen, dass sie sich schätzen und – später – dass sie sich lieben.

Das Beispiel von Eugen und Maria zeigt auch, dass beide sich einerseits bewusst voneinander abgrenzen, andererseits aber bewusst Erlebnisse zu zweit planen. Das sind Verhaltensweisen, die eine glückliche Partnerschaft fördern.

Norbert (42) sagt, er tue „aus Prinzip" nichts, um seiner Partnerin Anne (42) zu zeigen, dass er sie liebt. „Oder vielleicht fast nichts. Das ist eine Definitionssache.

Liebe ist etwas, was nicht an Bedingungen geknüpft ist. Geschenke zum Geburtstag finde ich blödsinnig." Seine Frau Anne, mit der er seit zehn Jahren verheiratet ist, ist anderer Ansicht, was ihr Mann aber lange Zeit gar nicht gewusst hat, wie er sagt. „Du konntest dir doch lange Zeit nicht einmal mein Geburtsdatum merken." Anne dagegen ärgert sich darüber, dass „mein Mann oft erst an meinem Geburtstag losging, um im Laden um die Ecke noch schnell eine Kleinigkeit für mich zu kaufen. Irgendwann habe ich ihm dann einmal gar nichts geschenkt. Aber das hat ihn, glaube ich, beleidigt." Zu Weihnachten habe sie ihm dann ein Geschenk gemacht, über das er sich sehr gefreut habe. „Eine Woche später hat er mir dann einen Ring mitgebracht." Am Anfang der Beziehung sei alles anders gewesen, so Anne. „Mein Mann hat mir Frühstück gemacht, er ist mit mir ausgegangen, er hat mir nette Briefe geschrieben. Er hat sich gesorgt, dass es mir gut geht." Norbert sagt, dass Anne ihm immer schon zu wenig gezeigt habe, dass sie ihn liebe, und heute sei die anfängliche Liebe eben nicht mehr da.

Das Beispiel von Norbert und Anne zeigt, welche Vorstellungen in unserer Gesellschaft über die Liebe herrschen: „Liebe ist einfach da und bleibt bestehen, man kann sie nicht aktiv erhalten." Dies ist eine weit verbreitete Sicht, aber sie ist falsch! Und das zeigt Norberts und Annes Situation sehr deutlich. Norbert kann die Prozesse, die in jeder Beziehung unvermeidlich ablaufen, und die daraus resultierenden Ergebnisse nicht als Ursache dafür sehen, dass die anfängliche Liebe nicht mehr da ist. Seine Vorstellungen über die Liebe hindern Norbert offensichtlich daran, ganz bewusst etwas zu tun, um die Liebe aktiv zu erhalten.

Vieles, was wir in der Beziehung tun, ist für unsere Partner höchst bedeutungsvoll, auch wenn uns dies manchmal nicht klar ist. Es sind die scheinbaren Kleinigkeiten, die unmerklichen Gesten, die uns selbst oft nicht wichtig erscheinen mögen, die aber für unseren Partner sehr bedeutsam sind, weil er oder sie diese Gesten als Liebesbeweis oder als Abweisung interpretiert. So wird das Vergessen eines Geburtstages als Hinweis darauf interpretiert, dass man nicht mehr geliebt wird. Ein überraschendes Geschenk kann dagegen als Liebesbeweis angesehen werden. Wie diese Liebesbeweise sich gegenseitig positiv beeinflussen können, zeigt das Beispiel von Norbert und Anne ebenfalls sehr deutlich: Norbert freut sich über ein Weihnachtsgeschenk und revanchiert sich eine Woche später mit einem Gegengeschenk. Derartige Prozesse laufen automatisch ab, und vielfach sind sie uns überhaupt nicht bewusst. Wir können uns diese Prozesse aber bewusst machen und entsprechend nutzen, wenn wir unsere Beziehung positiv gestalten möchten. Wir können aber auch darauf hoffen, dass schon alles gut gehen wird, und es damit dem Zufall überlassen, was aus unserer Beziehung wird: Wir warten einfach ab, was passiert.

Genauso gut könnten wir eine Münze werfen – bei Kopf bleibt die Beziehung erhalten, bei Adler geht sie in die Brüche. Faktisch spielen also sehr viele Paare ein riskantes Spiel, das vor allem dann gut ausgeht, wenn sich die Partner in ihren Ansichten ähnlich sind. Denn dann haben sie so viele Anknüpfungsmöglichkeiten, dass die anfängliche Liebe und das anfängliche Verhalten in der Partnerschaft über längere Zeit erhalten werden können. Ist sich ein Paar grundsätzlich einig, wie es seine Beziehung gestalten will und wie viel Nähe es voneinander erwartet, tauchen viele Probleme erst gar nicht auf. Es ist zwar richtig, dass sich Gegensätze manchmal anziehen, wie auch das Beispiel von Norbert und Anne zeigt. Aber gegensätzliche Menschen haben es schwer miteinander. Die Partnerschaft von gleichgesinnten Menschen erweist sich erfahrungsgemäß als viel stabiler und auf Dauer glücklicher als die Partnerschaft zweier Menschen mit großen Unterschieden. Letztere müssen ihre Beziehung sehr viel intensiver und gezielter pflegen und sie bewusst gestalten. Sie müssen aktiv und bewusst ihre Gefühle glaubwürdig äußern und das Glück, das sie in der Partnerschaft empfinden, bewusst zeigen, weil spontane Reaktionen bei Menschen, die sehr verschieden sind, oft zu Missverständnissen führen. Menschen, die sehr verschieden sind, interpretieren Gesten eben auch verschieden oder sind gar nicht in der Lage, die Gesten des anderen richtig zu deuten, weil sie den eigenen Ausdrucksgewohnheiten völlig zuwiderlaufen. „Das habe ich ja gar nicht gemeint" oder „Das interpretierst du in mein Verhalten hinein" sind Sätze, die in solchen Partnerschaften fallen, wenn es zum Gespräch über die Beziehung kommt.

Die erste Säule der Liebe – die gegenseitige Versicherung, dass man sich liebt, ist leider weniger stabil als wir es vielleicht zu Anfang einer Beziehung denken. Aber sie ist es wert, gepflegt und stabil erhalten zu werden. Dafür brauchen wir ein bisschen Kreativität und Mut, aber auch Verstand. Die Männer sollten dabei wissen, dass viele sogenannte „männliche" Tugenden nicht gerade förderlich sind, um eine Beziehung glücklich und stabil zu gestalten. Gemeint ist die Unlust vieler Männer, Gefühle zu zeigen oder ihre Weigerung, ihren Verstand auch für die Partnerschaft einzusetzen. Männer sollten auch nicht ganz vergessen, sich um ihre Partnerin zu bemühen, selbst wenn der Beruf oder die Hobbys nach der ersten Verliebtheit wieder deutlich wichtiger geworden sind. Für Frauen gilt natürlich Vergleichbares, aber Frauen fällt es eben häufig leichter, ihre Gefühle zu zeigen. Vielleicht ist bei ihnen manchmal weniger Spontaneität und mehr Gelassenheit angebracht.

Kapitel 5

„Das mag ich an dir, das passt mir nicht“ Die zweite Säule der Liebe: die verbale Beziehungskritik

Die zweite wichtige Säule der Partnerschaft ist das Gespräch, denn ohne eine funktionierende Kommunikation ist eine glückliche Beziehung unmöglich. Eine gute Kommunikation ist aber noch keine Garantie für ein Glück zu zweit, denn Worte allein reichen nicht aus, um unserem Partner unsere Liebe zu zeigen. Wichtiger als alle Worte bleiben unsere Handlungen und Gesten, wie wir im vorangegangenen Kapitel gesehen haben.

Bei der zweiten Säule der Liebe geht es um die Erwartungen und die Wünsche, die wir an den Partner haben und darum, wie wir sie dem Partner verständlich machen, wenn wir mit seinem Verhalten nicht einverstanden sind. Das berühmte „Anschweigen“, mit dem wir unserem Partner mitteilen wollen, was uns nicht gefällt, ist dabei wenig geeignet. Der Partner ist dann nämlich gezwungen, sich aufs Raten zu verlegen. Natürlich macht er dabei Fehler, und schon gibt es eine Störung in der Beziehung, die vor allem durch Missverständnisse verursacht worden ist.

Wenn eine Beziehung zu wachsen beginnt und sie einen größeren Raum im eigenen Leben einnimmt, dann ist irgendwann der Punkt gekommen, an dem es nicht mehr möglich ist, sich nur dem anderen anzupassen. Irgendwann geht es nicht mehr, ihm oder ihr zuliebe die eigenen Bedürfnisse zurückzustellen oder die eigene Lebensweise zu ändern. Spätestens dann ist der Zeitpunkt gekommen, konkrete Absprachen zu treffen, vielfältige Kompromisse zu schließen und gemeinsame Zielvorstellungen zu entwickeln.

Fast in jeder Partnerschaft passiert es, dass ein Partner eines Tages entdeckt, dass er ganz andere Vorstellungen als der andere hat, oder er nimmt Bedürfnisse wahr, die ihm sehr wichtig sind und die er erfüllt sehen möchte. In dieser Situation müssen sich die Paare zusammensetzen und über ihre unterschiedlichen Bedürfnisse und Wünsche reden. Es ist für jede Beziehung sehr wichtig, dass beide Partner jeweils wissen, was der andere denkt und welche Erwartungen und Wünsche er hat, was die Paarbeziehung angeht. Nur mit diesem Wissen können wir unser gemeinsames Glück bewahren. Nur so fühlen wir uns auch dann noch verstanden und geliebt, wenn unsere Meinungen und die des Partners auseineinander klaffen. Natürlich haben es Paare viel leichter, die in vielen Dingen einer Meinung sind, weil sie weniger Reibungspunkte haben, über die sie streiten können und müssen. Gleichzeitig fördert eine gewisse Verschiedenheit zweier Partner stärker die persönliche Entwicklung. Das kommt der gar nicht selten anzutreffenden Hoffnung vieler Menschen entgegen, in ihrer Paarbeziehung persönlich zu reifen. Ein solcher Reifungsprozess ist aber nur dann zu erwarten, wenn die Eigenschaften, Ansprüche und Erwartungen des Partners in die richtige Richtung gehen. Das heißt, er oder sie sollte in den Bereichen, in denen wir selbst wachsen wollen, einfach „besser" sein. Dann ist die Unähnlichkeit des Partners erwünscht, wie auch das folgende Beispiel zeigt:

> Sebastian, der zeit seines Lebens sehr unordentlich war, heiratete eine Frau, deren Ordnungstalent er bewunderte. Er hoffte sehr, vom Ordnungssinn seiner Frau zu profitieren und von ihr zu lernen. Das gelang auch teilweise. „Meine Frau hat sich zum Beispiel immer sehr geärgert, wenn ich den Küchentisch mit meinen persönlichen Sachen belegt hatte. Sie hat dann schließlich eine Kommode gekauft, in die sie alle meine Sachen gestopft hat, und ich habe mir angewöhnt, die Kommode regel-

mäßig zu entrümpeln. Heute lege ich meine Sachen meist gleich in die Kommode oder an den richtigen Platz."

Für Sebastian und seine Frau scheint der Spruch „Gegensätze ziehen sich an" zuzutreffen, aber nur auf dem ersten Blick. Denn Sebastian trug ja eigentlich schon eine Neigung zur Ordnungsliebe in sich. Nur hatte er sie noch nicht so entwickelt, wie er es gern an sich selber gesehen hätte. Wenn wir also wissen, was der Partner schätzt, können wir ihm sehr wohl Anregungen geben. Leider ist es so, dass selbst bei langjährigen Beziehungen vielen Paaren gar nicht unbedingt klar ist, was der andere eigentlich schätzt oder was ihm wichtig ist

Unglücklicherweise nehmen unsere Erkenntnisse über den Partner auch nicht zu im Laufe der Zeit, sieht man einmal von einfach zu beobachtbaren Erkenntnissen wie „Hans trinkt vor acht Uhr morgens nie Kaffee" ab. Im Gegenteil, oft ist es so, dass uns im Laufe der Beziehung zunehmend bewusst wird, dass wir unseren Partner eigentlich gar nicht richtig kennen oder sogar nicht verstehen. Diese Verstehensbarriere ist schmerzhaft und führt vielleicht zu dem Gefühl, dass wir den anderen noch nie richtig verstanden haben und dass auch er uns überhaupt nicht versteht. Beides zusammen mindert unser Glück erheblich und lässt die Liebe allmählich, aber sicher verschwinden.

Eine noch kompliziertere Form der Beziehung entsteht dann, wenn beide Partner komplementäre, das heißt sich ergänzende Vorstellungen über die Gestaltung der Partnerschaft haben. So kann es zum Beispiel sein, dass „er" der Beschützer und „sie" die Beschützte sein möchte. Dabei können Vorstellungen eine Rolle spielen, die wir in der Kindheit und Jugend erlernt haben. Auf dem ersten Blick scheinen Paare, die sich so zusammengefunden haben, wie Topf und Deckel zueinander zu passen. Aber die Wirklichkeit sieht anders aus. Häufig stellen sich nach einer gewissen Zeit erhebliche Spannungen ein, weil starre Rollen wie „Beschützer" und „Beschützte" irgendwann zu bröckeln beginnen. Denn die Anforderungen an den Partner sind so vielfältig, dass derartige starre Beziehungsformen kaum erlauben, den Alltag zu bewältigen. Anders mag es bei Beziehungen sein, in denen die gemeinsame Alltagsbewältigung ausgeklammert ist. Als Beispiel sei der Fall einer Frau erzählt, die über Jahre hinweg die Geliebte eines Mannes war. Regelmäßig traf sie sich mit ihm und ließ sich von ihm umsorgen. Die Rollenverteilung war klar. Er spielte den Beschützer, sie die Beschützte. Er buchte den Urlaub, plante den Besuch ins Restaurant und so weiter. Ihren Alltag aber erledigte die beruflich erfolgreiche und stark eingespannte Frau allein, und das mit gutem Grund. Denn in einer Paarbeziehung, die den Alltag gemeinsam zu bewältigen hat, ist eine solche starre Konfiguration der Gegensätze – in unserem Beispiel Beschützer und Beschützte – hinderlich. Das schien auch die erwähnte Frau zu wissen. Sie klammerte ihren Geliebten aus ihrem Alltag einfach aus. Sie musste so handeln, wenn sie ihre Rolle als hilfloses weibliches Wesen in seiner Gegenwart weiterspielen wollte. Denn im Alltag lässt sich die Art und Weise, wie wir uns im Beruf und wie wir uns in der Beziehung verhalten, nicht so einfach trennen. So ist es in Beziehungen ganz normal, dass die Frau plötzlich eine Aufgabe übernimmt, die sonst der Mann erfüllt oder umgekehrt. Wenn der Mann keine Zeit findet, einen Tisch im Restaurant zu reservieren, dann übernimmt eben die Partnerin diese Aufgabe. Festgefügte Rollenstrukturen engen den Spielraum der Partner ein, funktionieren im Alltag kaum und führen irgendwann dazu, dass einer der Partner sich eine Veränderung wünscht. Diesen Veränderungswunsch aber kann der andere als Bedrohung erleben, weil er sich mit Forderungen konfrontiert sieht, die er nicht gewohnt ist zu erfüllen. Dabei kann es sein, dass sich Partner in verschiedenen Bereichen unterschiedlich schnell entwickeln, so dass der eine

Veränderungen wünscht, während der andere noch gar nicht so weit ist, eine Veränderung zu akzeptieren.

Gespräche sind eine wichtige Grundlage für die Liebe. Denn das tiefere Verständnis für den anderen ergibt sich eben auch aus der gegenseitigen Selbstoffenbarung. Geradezu stolz erzählen manche, dass sie ein wunderbares Gespräch mit ihrem Partner geführt hätten. Wie viele wünschen sich mehr Gesprächsbereitschaft ihrer Partner! Diese Selbstoffenbarung ist aber nur möglich, wenn wir unserem Partner vertrauen. Vertrauen existiert jedoch nur, wenn die Beziehung positiv definiert ist. Wir müssen wissen, dass wir geliebt werden, um überhaupt bereit zu sein, uns zu öffnen. Das ist übrigens in jeder engeren sozialen Beziehung so. Wir vertrauen uns nicht jedem Arzt an, wir suchen uns einen Anwalt „unseres Vertrauens" und überprüfen immer wieder, ob das Vertrauensverhältnis noch da ist, bevor wir von unseren Problemen erzählen. Bei Paarbeziehungen ist die Liebe die Voraussetzung dafür, dass wir bereit sind, uns selbst zu offenbaren. Indem wir uns selbst offenbaren, zeigen wir dem Partner also auch, dass wir ihm vertrauen.

Neben diesem Aspekt der Selbstoffenbarung ist es natürlich wichtig, dass wir konkrete Kritik am Verhalten des Partners üben, wenn es uns nicht gefällt, denn gezielte Abstimmungen erreichen wir nur im Gespräch. Alle, die in einer Partnerschaft leben, haben bestimmte Vorstellungen, die sie verwirklichen möchten. Sehr häufig geht es dabei um Themen der Dominanz sowie der Nähe. Wir fragen uns, wer der Stärkere in der Beziehung ist, wir fragen uns, wie viel Nähe wir brauchen und wie viel Distanz unser Partner wünscht.

Alle Gespräche, in denen wir Kritik am Partner äußern, stehen unter einer sozialpsychologischen Gesetzmäßigkeit, auf die wir bereits im ersten Kapitel hingewiesen haben: Wir können nur soviel an Kritik äußern, wie die Paarbeziehung verträgt. Das heißt, nur wenn wir unserem

Partner gezeigt haben, dass wir ihn lieben, können wir ihn auch kritisieren. Voraussetzung für die gegenseitige Kritik ist also eine glückliche Beziehung und die glaubwürdig vermittelte Liebe zum anderen. Fehlen diese Grundlagen, wird Kritik als Bedrohung der Paarbeziehung empfunden. Je weniger glücklich also eine Beziehung ist, desto mehr müssen sich die Partner zurückhalten, Kritik zu äußern. Daraus ergibt sich der vielleicht paradox klingende Hinweis, dass Partner, die in einer abgekühlten Beziehung leben, die aber weiterhin den Wunsch verspüren zusammenzubleiben, sich gegenseitig ihre Wertschätzung zeigen sollten. Wenn sie diese Wertschätzung gezeigt haben, dann wird sich auch das Gefühl der Liebe wieder ausbreiten können. Hat die Liebe sich wieder eingestellt, können die Partner auch wieder Kritik äußern, allerdings nur in dem Umfang, wie es das positive Gefühl zueinander zulässt. Denn eine zu starke Kritik erreicht den Partner nicht und lässt das Gespräch in gegenseitigen Vorwürfen enden, wie wir es häufig bei zerstrittenen Paaren erleben. Wenn beiden Partnern deutlich ist, dass sie sich gegenseitig lieben, können sie einander getrost kritisieren. Sie werden Kritik nicht als feindselig betrachten und sie viel eher akzeptieren. Und wenn sich der Partner die Kritik des anderen zu Herzen genommen hat und sein Verhalten vielleicht in die gewünschte Richtung verändert hat, stärkt das in jedem Fall die Beziehung. Schließlich hat der Partner ja mit seiner Verhaltensänderung auch gezeigt, dass er den anderen liebt. Fruchtbare Kritik ist also eine positive Spirale, die unser Glück und unsere Liebe verstärken kann.

Aber weil es eben auch eine negative Spirale gibt, in der Kritik die Liebe abbaut, können wir nicht einfach davon ausgehen, dass wir nur möglichst offen sein und alles äußern sollten, was uns an Kritikpunkten auf der Seele liegt. Zwar wird nicht jedes Streitgespräch zu einer Trennung führen, aber es kann ein Mosaiksteinchen auf dem Weg zu einer unglücklichen Beziehung sein.

Untersuchungen haben gezeigt, dass glückliche Paare beim Streiten eine „Bremse" eingebaut haben, die verhindert, dass der Streit eskaliert. Bei Paaren, die sich selbst als unglücklich betrachten und eine Eheberatung in Anspruch nehmen, gibt es dagegen diesen Hemmmechanismus nicht. Sie können einfach nicht aufhören zu streiten.

Insofern sollten wir nicht einfach spontan jede Kritik am Partner äußern, sondern auch darauf achten, wie viel Kritik möglich ist. Wir sollten aber auch ein Gespür dafür entwickeln, in welchen Situationen Kritik nicht am Platze ist. Wenn der Partner müde oder gereizt ist, wird er Kritik schon deshalb abwehren, weil er im Augenblick nicht noch mehr negative Gefühle ertragen kann. Der schon vorhandene Stress führt dazu, dass er oder sie alle Informationen abblockt, die weitere Kritik betreffen. Spontaneität allein richtet oft großen Schaden an. Ein Gewitter reinigt zwar die Luft, aber vor Blitzeinschlägen sollten wir trotzdem auf der Hut sein.

Andererseits können wir natürlich nicht ständig jede Kritik für uns behalten. Manchmal ist unser inneres Bedürfnis, uns Luft zu machen, einfach so groß, dass wir unsere Kritik äußern müssen. Je mehr sich aufgestaut hat, desto schwieriger wird die Beziehungssituation. Es ist also günstig, frühzeitig Kritik zu äußern, solange die Beziehung glücklich ist. Aber vielleicht trauen wir uns dies gerade dann nicht zu oder sind zu bequem. Wir möchten die gute Stimmung nicht verderben und schweigen lieber. Das aber kann dazu führen, dass wir, ob wir es wollen oder nicht, unseren Partner weniger lieben. Die Kritik muss unter diesen Umständen also geäußert werden, weil wir sonst die Beziehung gar nicht mehr ertragen würden. Es ist also auf lange Sicht günstiger, in guten Zeiten Kritik zu äußern, als auf die kommenden schlechten Zeiten zu warten. In guten Zeiten ertragen wir Kritik einfach besser.

Zu einer glücklichen Partnerschaft gehört, dass wir Wünsche äußern und uns über Nachlässigkeiten des anderen beklagen. Nur auf diese Weise kann sich eine Beziehung entwickeln, die den Anforderungen beider Seiten gerecht wird. Denn es sind ja nicht nur die Partner, die sich einigen und aufeinander einstellen müssen. Die Aufgabe für Paare ist viel schwerer, denn alle Paare sind mehr oder weniger stark äußeren Einflüssen ausgesetzt, die die harmonische Zweisamkeit stören.

Grundsätzlich ist Streiten positiv zu betrachten. Wenn wir streiten wollen, sollten wir uns immer wieder deutlich machen, dass es gerade das Interesse am anderen ist, das uns immer wieder dazu bringt, sich mit dem Partner, der Partnerin so intensiv zu beschäftigen. Wir wollen ihm oder ihr eben nicht einfach aus dem Weg gehen und ihn meiden, sondern ihm oder ihr nahe sein. Das ist der Grund, weshalb wir ihn oder sie auf unsere unterschiedliche Sichtweise oder auf Dinge, die uns stören, aufmerksam machen möchten.

Viele von uns haben den Satz verinnerlicht, Liebe bedürfe keiner Worte, schon gar nicht kritischer Worte. Vielmehr könnten sich wahre Liebende alle Wünsche von den Augen ablesen. Was ist denn, um einen ganz alltäglichen Fall zu nehmen, wenn „sie" „ihm" eine Krawatte schenkt, die ihm überhaupt nicht gefällt? Gemäß dem Grundsatz, Liebe bedürfe keiner Worte, würde dies dann doch bedeuten, dass sie ihn nicht mehr genug liebt, denn sie hat es ja schließlich nicht geschafft, ihm seine Wünsche von den Augen abzulesen. Das ist natürlich Unsinn, wie jeder einsehen wird. Aber irgendwo in einem Hinterstübchen unseres Gehirns haben wir eben doch gespeichert, dass das Gefühl eigentlich ausreichen sollte, um die Liebe zu bewahren. Wir haben gelernt, dass Gespräche und Verstand nichts mit Liebe zu tun haben, sondern dass Einfühlungsvermögen die wahre Grundlage jeder Liebesbeziehung ist und dass sich erst daraus das „wahre" Verständnis füreinander ergibt.

Unbestreitbar ist die Gefühlsebene eine Möglichkeit, den Partner zu verstehen. Die Anforderungen an eine Paarbeziehung und die Ansprüche an sie oder ihn sind jedoch so komplex geworden, dass Einfühlungsvermögen allein nicht mehr ausreicht. Wir brauchen das differenzierte Gespräch. Ohne Gespräch kein Glück, ohne Glück keine Liebe, und ohne Liebe keine glückliche Partnerschaft.

Paare heutzutage haben es auch deshalb nicht leicht, weil die überkommenen Rollenzuschreibungen ihre Wirkung verloren haben. Das klassische Rollenbild des Mannes als Ernährer der Familie und der Frau als Erzieherin der Kinder hat sich längst aufgelöst. Deshalb muss jedes einzelne Paar seine ganz persönliche Form der Partnerschaft finden. Das geht nur im gemeinsamen Gespräch über die Vorstellungen und Wünsche beider. Und dieses Gespräch schließt auch Kritik mit ein, wenn „sein" Verhalten von „ihren" Vorstellungen zu sehr abweicht und umgekehrt. Diese Form der verbalen Auseinandersetzung ist auch deshalb so bedeutsam, weil fast alle Erwachsenen eine glückliche Partnerschaft als Lebensform anstreben. Partnerschaft genießt in unserer Gesellschaft also eine hohe Wertschätzung, und wir stellen hohe Ansprüche an eine Partnerschaft. Ohne das differenzierte und kontinuierliche Gespräch mit unserem Partner werden wir unsere Ansprüche aber kaum befriedigt sehen.

Untersuchungen zeigen deutlich, dass Männer Auseinandersetzungen über ihre Paarbeziehung vermeiden, während Frauen sie verstärkt suchen. Übrigens ist allein schon diese Aussage ein Gegenstand der Auseinandersetzung. Männer bestreiten, dass sie Auseinandersetzungen scheuen, obwohl es faktisch so ist. Offensichtlich fällt es Männern sehr viel schwerer, Gespräche über ihre Beziehung zu führen. Sie fühlen sich äußerst unwohl, wenn es zu derartigen Gesprächen kommt und ziehen aus ihnen nicht selten den Schluss, dass die geäußerte Kritik die Liebe bedroht. Wenn Frauen um diesen Umstand wissen, können sie auch darauf eingehen und diese Tatsache mit einkalkulieren, was nicht heißt, dass sie sie akzeptieren sollten. Daraus folgt nun aber nicht, dass Frauen taktieren sollten und die Männer in ihrer Scheu verharren könnten. Wenn wir um diese unterschiedlichen Befindlichkeiten von Männern und Frauen wissen, können wir sie überwinden. So könnten Frauen das Problem thematisieren, wenn ihr Partner wieder einmal versucht, einem Gespräch aus dem Weg zu gehen. Die Männer könnten versuchen, auf ihre Vermeidungsstrategie zu verzichten und das Gespräch zuzulassen, vielleicht sogar zu suchen. Männer brauchen anfänglich eine stärkere Sicherheit in der Beziehung, um durch Kritik nicht irritiert zu werden, da sie stärker von der Beziehung abhängig sind. Bei Männern ist der Wunsch, eine einmal eingegangene Beziehung zu erhalten, viel größer als bei Frauen, wie Untersuchungen gezeigt haben. Sie erleben eine kritische Auseinandersetzung als bedrohlich, weil sie fürchten, dass sie eine Trennung nach sich ziehen könnte. Diese Ängste müssen Männer überwinden. Ansonsten bleibt es bei der starren Rollenverteilung, nach der die Frau dafür „zuständig" ist, notwendige Gespräche in Gang zu setzen. Um aber einen negativen Kreislauf zu vermeiden, sollten Frauen die Ängste der Männer erst einmal registrieren und ihre Beziehungskritik entsprechen behutsam anbringen. Im Laufe der Zeit sollten Männer dann auch in der Lage sein, aus den Erfahrungen zu lernen und sich dem Gespräch über die gegenseitigen Wünsche und Anforderungen zu öffnen. Man könnte diese geschlechtsspezifischen Reaktionsformen nun so interpretieren, dass Frauen ihre Männer erst einmal „erziehen" müssten. Diese Kritik ist allzu abwertend. Genauso gut ließe sich sagen, dass Frauen in ihrer Kritiklust gebremst werden müssten, um das richtige Maß zu finden. Es geht vielmehr darum, eine gemeinsame Form der Auseinandersetzung zu finden, die sowohl „ihren" als auch „seinen" Bedürfnissen gerecht wird. Teilweise liegt diese Vermeidungsstrategie der Männer auch daran, dass sie geringere Ansprüche an eine Beziehung haben als Frauen, so dass es für sie auch weniger zu kritisieren gibt. Bei Männern herrscht im Durchschnitt noch stärker die Vorstellung vor, Liebe sei ausschließlich eine Gefühlsangelegenheit und ansonsten könne man wenig machen. Eine aktive Gestaltung der Partnerschaft als Lebensmodell trifft man eher bei Frauen an.

Auch in unserem so aufgeklärt scheinenden 21. Jahrhundert gibt es also immer noch recht unterschiedliche Vorstellungswelten bei beiden Geschlechtern. Sie führen zu einer Ideologie von Liebe, die wir gar nicht mehr durchschauen, weil wir doch eigentlich glauben, derartige Vorstellungen längst überwunden zu haben. Aber immer noch gilt, dass Männer Sexualität für bedeutsamer halten als Frauen und dass Frauen sich stärker dem Gefühl der Liebe ausgeliefert fühlen sowie stärker zwischen Liebe und Verliebtsein differenzieren. Auch bei der Partnerwahl sind Frauen anspruchsvoller als Männer. Sie erwarten von den Männern in stärkerem Maße Verlässlichkeit und Gemeinsamkeit sowie die Achtung ihrer Autonomie. Dagegen vertreten Männer eher die Meinung, dass eine Trennung nicht in Frage komme. Diese stärkere Bindung der Männer an die Ehe hat übrigens einen Effekt, der die meisten von uns überraschen dürfte: Auch bei unglücklich verheirateten Männern ist das Krankheitsrisiko immer noch geringer als bei unverheirateten Männern. Bei unglücklich verheirateten Frauen dagegen ist das Krankheitsrisiko höher als bei unverheirateten Frauen. Sie zeigen außerdem in viel stärkerem Maße körperliche Reaktionen auf Konflikte in Partnerschaften. Frauen erleben Ehekonflikte stärker als Männer, sie identifizieren sie frühzeitiger und erleben sie als belastender.

Liebe ist zwar nicht mehr so stark an konkrete Rollenbilder gebunden wie früher, aber die althergebrachten Rollenbilder beeinflussen uns immer noch, wenn es darum geht, welche Ziele wir in einer Beziehung verfolgen, welche Wünsche und welche Vorstellungen wir über die Entstehung und Entwicklung von Liebe und Partnerschaft haben. Unsere Ansprüche an die Partnerschaft sind von christlichen Traditionen geprägt. Daneben spielt die Idee der Selbstverwirklichung eine Rolle. Ist der Kontrast zwischen unseren Idealvorstellungen und dem, was wir in der Paarbeziehung tatsächlich verwirklichen können, unüberbrückbar, so bleibt nur noch die Möglichkeit, alleine zu leben, um zumindest nicht unglücklich zu werden. Vielleicht sind beide Ebenen, die Ebene der Realität und die Ebene der Idealvorstellungen, korrekturbedürftig. Vielleicht sollten wir uns neu fragen, was wir realistischerweise von einer Partnerschaft erwarten können und wie weit wir bereit sind, zugunsten einer Paarbeziehung auf Selbstverwirklichung zu verzichten. Das Problem ist, dass Frauen in der Vergangenheit viel stärker darauf verzichten mussten, sich selbst zu verwirklichen. Noch immer erwartet unsere Gesellschaft von Frauen mehr als von Männern, dass sie sich der Familie widmen. Frauen und Männer stehen also vor unterschiedlichen Ausgangsbedingungen. Immer noch müssen sich Frauen mehr als die Männer den Anforderungen der Partnerschaft anpassen. Gleichzeitig zeigen Untersuchungen, dass Frauen im Durchschnitt sehr viel stärker unter den Belastungen einer unglücklichen Beziehung leiden als Männer. Weil nicht damit zu rechnen ist, dass unsere Gesellschaft zur Lebensform der Großfamilie zurückkehren wird, müssen wir verstärkt auf die Beziehung zu Freunden und Bekannten setzen, die uns helfen können, unserem Ziel der Selbstverwirklichung näher zu kommen. Das aber setzt eine Gesellschaft voraus, die weniger individualistisch als unsere jetzige ist. Es ist allerdings kaum zu erwarten, dass unsere Gesellschaft sich in diese Richtung entwickeln wird. In naher Zukunft bleibt uns als Paaren daher wohl nur die Chance zu lernen, sich sehr viel intensiver über die beiderseitigen Wünsche und Bedürfnisse abzustimmen. Dabei müssen wir vermutlich auch die eine oder andere Wunschvorstellung korrigieren, um der Paarbeziehung und ihrer Stabilität den Vorrang zu geben. Denkbar ist, dass die Sexualität noch weiter an Bedeutung für die Partnerschaft verlieren wird. Schon jetzt meinen weder Männer noch Frauen, dass abgekühlte Leidenschaft notwendigerweise zur Trennung führen müsste. Zwar machen Männer ihre Liebe zu einer Partnerin eher an ihren sexuellen Wünschen und Erlebnissen fest als die Frauen, aber es ist bei beiden Geschlechtern vor allem der Vertrauensverlust, der zu einer Trennung führt. Hier aber spielt die sexuelle Untreue immer noch eine wesentliche Rolle, was sich in Zukunft möglicherweise weiter verändern wird.

Auch der Arbeitsmarkt der Zukunft wird sich auf die Paarbeziehungen auswirken. Wenn es in Zukunft mehr Teilzeitarbeit geben wird, müssen Partner sich neu absprechen, wer in welchem Umfang berufstätig ist und wer sich um die internen Belange der Beziehung kümmert. Das könnte beschleunigt zu einer stärkeren Angleichung der Geschlechterrollen führen. Gleichzeitig könnte die Paarbeziehung an Bedeutung gewinnen, weil wir – in Zukunft noch mehr als heute – unser Bedürfnis nach Nähe vermutlich vor allem in dieser Beziehung verwirklichen können, sofern nicht Freunde und Bekannte gewisse Aufgaben in unserem Leben übernehmen. Es kann die Paarbeziehung stabilisieren und entlasten, wenn wir in einem Geflecht von Beziehungen leben. Wenn unser Partner unsere Freizeitinteressen nicht teilt, ist es gut, Freunde zu haben, die mit uns Sport treiben, ins Theater gehen oder lange Gespräche mit uns führen. Wir sollten in der Lage sein, unsere Aktivitäten auch ohne den Partner auszuführen. Die Ideologie, Paare müssten alles gemeinsam machen, ist überholt. Umgekehrt darf die Partnerschaft natürlich nicht ins Abseits gedrängt werden. Ihr besonderer Stellenwert ist auch daran zu erkennen, wie viel Zeit wir mit unserem Partner gemeinsam verbringen. Aber die Erwartungshaltung, der Partner müsse alle unsere Interessen teilen, ist unangemessen. Hier sollte jedes einzelne Paar für sich einen gemeinsamen Weg finden. Beide Partner sollten miteinander darüber sprechen, welche Wünsche sie verfolgen und wie sie ihre verschiedenen Interessen abstimmen können. Auch hier gilt, dass eine solche Abstimmung nur in einer positiven Atmosphäre möglich ist, denn sonst setzen wir eine Spirale in Gang, die unsere Liebe schwächt. Die folgenden Beispiele veranschaulichen diese Überlegungen.

Streitkultur ist ein Wort, über das Heinz (63) lacht. „Heute wird so viel von der Notwendigkeit des Streitens geredet. Die Leute fahren zu Kursen und lernen sich anzubrüllen, aber verbessert hat sich nichts", meint Heinz. Er bekennt sich dazu, ein wenig altmodisch zu sein, und Gerda (57) kennt und liebt ihn so, wie er ist. Vor 33 Jahren haben die beiden sich vor dem Traualtar das Ja-Wort gegeben. „Meine Frau ist die Liebe meines Lebens", sagt Heinz, der sich selbst als introvertiert beschreibt. „Ich vermeide es, meine Gefühle nach außen zu zeigen. Ich komme nicht so gut aus mir heraus. Meine Frau ist ganz anders. Ich liebe ihre Spontaneität, ihre Munterkeit, ihre Fröhlichkeit und dass wir uns immer unheimlich gut unterhalten konnten. Am Anfang hätten wir Tag und Nacht miteinander reden können, es war immer irgendwie interessant."
Gerda, die sich selbst einen Gefühlsmenschen nennt, hat für ihre Kinder und für ihren Mann, der in seinem Beruf Karriere machte, ihren Beruf aufgegeben, was ihr aber nicht schwer gefallen ist. „Ich wollte nicht auf zwei Hochzeiten tanzen."
Gerda und Heinz streiten selten, und sie streiten beide, wie sie sagen, sehr ungern. Gerda: „Aber was ausgesprochen werden muss, wird ausgesprochen. Und wenn es nötig ist, reden wir auch über unsere Partnerschaft." Gerda ist in solchen Fällen diejenige, die derartige Gespräche anstoßen muss. „Ich weiß, dass ich manchmal kräftig geschubst werden muss, bis ich mich zum Reden bequeme", sagt Heinz. „Manchmal sehe ich auch nicht ein, dass man Dinge immer wieder diskutieren muss."

Gerda akzeptiert das, und sie lässt, wie sie sagt, „weibliche Diplomatie" walten, um zum Ziel zu kommen. „Man muss die Stimmung abwarten, den passenden Zeitpunkt. Anfangs habe ich Probleme damit gehabt, dass mein Mann nicht immer gern gesprochen hat, zugeknöpft ist und auf stur geschaltet hat. Das waren Dinge, mit denen ich lernen musste, umzugehen. Aber ich kam zu dem Schluss, dass er ist, wie er ist und dass ich mich darauf einstellen muss. Man darf die Dinge auch nicht so verbissen sehen. Wenn ich dann abwäge, sind seine Stärken doch so groß, dass sich die Schwierigkeiten relativieren. Man darf sich nicht in Einzelheiten verrennen. Und wir haben uns auch beide aufeinander zubewegt."
Anfangs habe sie seine Verschlossenheit persönlich genommen, das passiere ihr heute nicht mehr. „Ich habe nicht versucht, ihn umzukrempeln, aber wenn ich der Meinung war, dass er sich weiterentwickeln muss, habe ich es immer wieder versucht."
Handfeste Eheprobleme hatten Gerda und Heinz nie. „Wir gehen rücksichtsvoll miteinander um. Es gab immer mal Kleinigkeiten, wo man unterschiedlicher Meinung war", erinnert sich Gerda an die Anfangsjahre, „aber da haben wir dann auch mal eine halbe Nacht über etwas geredet, wenn wir nicht auf einen Nenner kamen."
Gerda hatte anfangs Probleme, mit der Familie ihres Mannes zurechtzukommen. „Aber das haben wir auch irgendwie hingekriegt. Ich habe Heinz dazu gebracht, seine Familie mit mehr Distanz zu betrachten."
Heinz zufolge „waren es eher die Herausforderungen von außen, die uns zusammengeschweißt haben. Zum Beispiel der Hausbau, bei dem alles Mögliche schiefging. Aber wir haben es immer geschafft, uns gemeinsam zu entscheiden und uns gemeinsam klar zu werden, was wir wollen, was wir uns leisten können." Am meisten gefordert fühlten sich die beiden, als sie ein Kind adoptierten, das in den Anfangsjahren ausgesprochen schwierig

war. „Da mussten wir unendlich viel miteinander reden und Dinge ganz klar regeln. Wir haben uns über fast jede Reaktion des Kindes abgestimmt. Das hat uns auch dazu gebracht, eigentlich immer miteinander im Gespräch zu bleiben." Jetzt, nach 33 Jahren Ehe, habe sich das meiste geklärt. Heinz: „Die Probleme, die wir vor 20 Jahren hatten, die gibt's heute nicht mehr. Die haben wir gelöst. So sehe ich auch den Sinn einer Beziehung. Da muss man nicht immer wieder beim Punkt Null anfangen. Man hat sich ja auch gemeinsam entwickelt und kann mit den Dingen viel souveräner umgehen."

Schon am Anfang der Beziehung waren für Gerda und Heinz viele Dinge klar, ohne dass sie viel darüber gesprochen hätten. Beide wollten Kinder, beide wünschten sich ein eigenes Haus. Beide betrachteten Ehe als einen Bund bis ans Lebensende. „Eine Trennung kommt für mich nicht in Frage, weil ich vor dem Altar die Treue geschworen habe. Dazu stehe ich", sagt Gerda. Für Heinz erscheint es geradezu „absurd, eine Ehe einzugehen mit dem Hintergedanken, wenn das und das passiert, dann haue ich ab". Für eine gute Beziehung müsse man eben „ringen und kämpfen. Man muss auch bereit sein, sich mit kleinen Dingen auseinander zu setzen, und man darf nicht so egozentrisch sein. Wenn Dinge nicht klappen, liegt das ja immer auch an einem selbst", sagt Heinz.

Beide haben es von Anfang an so gehalten, dass sie sich nicht alles gesagt haben. Gerda: „Ich habe öfters Dinge heruntergeschluckt, wenn mein Mann sich mal wieder abweisend zeigte. Ich habe viel mit mir selbst verarbeitet." Und sie habe auch Alltagsprobleme von ihm ferngehalten: „Er hat genug Nerven in der Firma gelassen. Man muss sich keine Dinge sagen, die den Partner verletzen oder mit denen er nicht fertig wird." Heinz sieht das genauso: „Man muss ja nicht irgendetwas machen, was die Beziehung strapaziert. Manchmal ist es passiert, dass ich etwas gesagt habe und hinterher gedacht habe: ‚Das war nicht nötig'. Diese krampfhafte Offenheit, wie das heute auf Seminaren gepredigt wird, das kann ich nicht nachvollziehen."

Das Beispiel von Gerda und Heinz zeigt deutlich die unterschiedlichen Geschlechterrollen in der Beziehung, ihre Einigkeit darüber, sich nicht alles sagen zu müssen, ihre Einigkeit darüber, Meinungsverschiedenheiten zu klären und ihre Bereitschaft, Kompromisse zu schließen. Für Gerda und Heinz ist Offenheit nicht das oberste Ziel, wie es manchmal zu lesen ist und wie auch manche Eheberater es anstreben. Das Beispiel der beiden zeigt, dass es des Verstandes bedarf, um eine Ehe zu führen. Beide Partner haben manche Wünsche und Bedürfnisse aufgegeben, weil sie sie nicht mit dem Partner verwirklichen konnten. Andere Ziele dagegen, wie zum Beispiel die Adoption eines Kindes oder den Hausbau haben sie gemeinsam verfolgt. Dabei haben sie erlebt, dass sie sich aufeinander verlassen konnten. Beide waren sich offensichtlich schon zu Beginn der Beziehung über eine klare Rollenverteilung einig. Dabei spielt es keine Rolle, dass Gerda und Heinz sich für die klassische Aufteilung der Rollen entschieden haben. Wichtig ist vielmehr, dass sie sich klar abgestimmt haben, wer wofür verantwortlich ist und was jeder vom anderen erwarten kann. Das Hauptproblem bei jungen Paaren ist, dass sie solchen Festlegungen aus dem Weg gehen. Vielleicht möchten sie nicht allzu bürgerlich erscheinen, vielleicht möchten sie sich von den Eltern unterscheiden, vielleicht fürchten sie einfach die Auseinandersetzung. Möglicherweise haben sie aber auch nur nicht genügend darüber nachgedacht, was jeder Einzelne denn gern möchte und was er dabei investieren muss, um den Partner nicht zu überfordern. Die Beziehung von Gerda und Heinz könnte die Vermutung nahelegen, dass Gerda eine geschickte Taktiererin und Heinz der Manipulation seiner Frau erlegen sei. Eine solche Vermutung hieße aber, die persönlichen Fähigkeiten der beiden und ihre Anteile an der gemeinsamen Beziehung allzu naiv zu betrachten. Sicherlich ist Gerda sozial geschickter, wenn es darum geht, gemeinsame Lösungen zu finden. Genau das aber hat Heinz erkannt, und er hat diese Fähigkeit seiner Frau für die gemeinsame Beziehung zu nutzen gewusst. Beide haben sich bewusst und gezielt entschieden, wie sie ihre Ehe führen wollen. Es geht hier also nicht um die Frage, ob Gerda und Heinz eine „altmodische" oder eine „moderne" Beziehung führen, sondern nur darum, dass die beiden Partner ihre Beziehung gemeinsam ausgehandelt haben. Niemand sollte versuchen, Paaren von außen vorzuschreiben, was für sie am besten sei. Ob sie sich für die klassische Rollenverteilung oder für das genaue Gegenteil entscheiden, das müssen Paare selbst festlegen. Außenstehende können dabei nicht mehr als Hilfestellung geben, wenn diese gewünscht wird. Das Beispiel von Gerda und Heinz zeigt auch, dass beide der gemeinsamen Beziehung einen hohen Stellenwert beimessen. Beide sind bereit, individuelle Bedürfnisse unterzuordnen, wie es in einer normalen Beziehung der Fall sein sollte. Dem Gedanken der Selbstverwirklichung steht Gerda kritisch gegenüber. Das liegt daran, dass wir „Selbstverwirklichung" immer noch allzu sehr gleichsetzen mit individualistischen Motiven und Egoismus. Vielleicht gehört zur Selbstverwirklichung aber auch, dass man individuelle Wünsche freiwillig aufgibt, um sich an andere Personen zu binden. Dabei sollten wir allerdings auch nicht ins andere Extrem verfallen. Altruismus, eine Haltung, die insbesondere bei Frauen zu finden ist, ist keine Lösung. Die Zukunft sollte so aussehen, dass wir uns in unserer Partnerschaft nicht mehr von gesellschaftlichen Regeln einengen lassen, die unseren Wünschen und Bedürfnissen im Wege stehen und uns in vorgeschriebene Bahnen zwingen. Wir können es uns heute erlauben, als Paar selbst zu bestimmen, wie wir unser Leben gestalten wollen. Wir sollten deswegen jedoch nicht die klassische Rollenverteilung als „altmodisch" diffamieren. Diese Rollenverteilung ist eine von mehreren Möglichkeiten, die Paarbeziehung zu gestalten.

Paula (31) und Andreas (34), seit elf Jahren verheiratet, lernten sich in einer Discothek kennen. „Er war mit einer anderen Frau da, und er hat mir Leid getan, weil die ihn an der Nase herumgeführt hat. Das war eine Bekanntschaft, die aus Mitleid entstanden ist", erinnert sich Paula, die damals mitten in der Ausbildung steckte. Geheiratet haben sie aus ökonomischen Gründen. „Wir wollten zusammenziehen, und wenn wir nicht geheiratet hätten, hätten wir uns keine gemeinsame Wohnung leisten können. Da haben wir gesagt, gut, dann heiraten wir eben."

Die Ehe war von Anfang an nicht einfach. Andreas kam aus einer Familie, in der kaum miteinander geredet wurde. Sein Vater war jähzornig, und dass Andreas diese Eigenschaft übernommen hatte, merkte Paula bald. „Wenn er seine Wutanfälle bekam, hatte ich richtig Angst vor ihm." Andererseits waren Andreas' Eltern mit der Schwiegertochter nicht einverstanden. „Ich war denen nicht gut genug, weil es in meiner Familie Alkoholiker gab. Aber meinem Mann hat das nichts ausgemacht. Mittlerweile haben sie festgestellt, dass ich genauso bin, wie sie mich haben wollen. Ich koche, ich putze, ich mache den ganzen Haushalt."

Andreas ist verschlossen, verbringt seine Freizeit am liebsten zu Hause, hat wenig Freunde. Paula treibt Sport, ist gern unterwegs. „Ich würde gern überall hinfahren, alles erkunden. Vor meiner Ehe war ich eine Disco-Gängerin. Da hat er mich langsam, aber stetig rausgezogen. Ich bin ein richtig altes trutschiges Hausmütterchen geworden."

Die Streitigkeiten zwischen den beiden begannen bald nach der Eheschließung. „Aber es ging eigentlich immer um unwichtige Dinge, und wenn wir dann stritten, lief es immer nach demselben Schema ab. Entweder ist er rausgegangen oder ich habe nachgegeben. Mit der Zeit habe ich gelernt, Konflikte zu vermeiden. Es gibt auch Dinge, die ich ihm nicht sage, weil er die nicht begreifen würde." Ihre eigenen Bedürfnisse stellte Paula zurück. „Ich bin jahrelang abends nie weggegangen. Um Gottes willen. Andreas mochte das nicht. Ich habe immer alles für ihn und für meine Kinder getan."

Andreas erzählt seiner Frau nicht alles. Er weiß, dass sie sich Sorgen macht, wenn er zu viel von seinem Berufsalltag erzählt, von Unglücksfällen oder den Gefahren in seinem Beruf.

Als Paula nach der Geburt des zweiten Kindes lange Zeit keine Lust auf Geschlechtsverkehr hatte, sagte sie ihrem Mann, sie hätte nichts dagegen, wenn er eine Prostituierte aufsuchen würde, um dort zu bekommen, was sie ihm nicht geben konnte. Andreas äußerte sich nicht zu dem Vorschlag und die beiden sprachen auch später nie darüber. „Was er darüber gedacht habe, weiß ich nicht. Und ob er das gemacht hat, weiß ich auch nicht. Ich vermute es, aber wir haben nie darüber gesprochen."

Trotz aller Probleme möchte sich Paula nicht von ihrem Mann trennen. „Irgendwo ist da noch was. Man ist durch dick und dünn gegangen. Er hat mich getröstet, als enge Verwandte von mir gestorben sind. Er hat hinter mir gestanden, als ich Probleme hatte." Paula sagt, sie stelle keine Forderungen an ihren Mann. „Ich glaube nicht, dass er sich verändern könnte." Und sie glaubt nicht, dass ihre Beziehung sich zum Besseren wenden könnte. „Am Anfang war es Mitgefühl, was mich gebunden hat, keine Liebe. Daraus ist Liebe entstanden, und das ist dann zur Routine geworden, zum Rhythmus, der irgendwie dazugehört, aber ob das wirklich Liebe ist?"

Bei Andreas und Paula sind die Differenzen so groß geworden, dass ein kritisches Gespräch kaum noch möglich ist.

Das Ausmaß an emotionaler Bindung oder Liebe scheint auch nicht mehr so groß zu sein, dass ein produktives Konfliktgespräch möglich wäre. Trotzdem bleibt die Partnerschaft bestehen und beide fühlen sich, auch weil sie drei gemeinsame Kinder haben, noch aneinander gebunden. Diese Bindung ist stärker auf eine empfundene Verpflichtung zurückzuführen als auf romantische Liebe. Aber auch das ist eine Form von Liebe, von der wir nicht recht wissen, ob wir dieses Gefühl noch als Liebe bezeichnen wollen. Um das Glück in der Paarbeziehung nicht weiter zu gefährden, haben beide den Weg gewählt, eine große Distanz herzustellen. Das ist – wenn man die Ehe bzw. Partnerschaft als System betrachtet (vgl. Kapitel 3) – eine Möglichkeit, das System trotz großer Verschiedenheit beider Partner aufrechtzuerhalten. Bis zu einem gewissen Grade betonen beide immer noch ihre Zusammengehörigkeit. Eine solche Beziehung hat aber kaum eine Zukunft. Wenn weitere Belastungen von außen hinzukommen, ist es wahrscheinlich, dass die Paarbeziehung auseinander bricht. Man kann sich natürlich fragen, ob es sinnvoll ist, eine solche Beziehung aufrechtzuerhalten. Auf welcher Grundlage aber soll diese Entscheidung getroffen werden? Welcher Gedanke soll dabei im Vordergrund stehen? Der Wunsch nach Selbstverwirklichung, der Wunsch nach einer romantischen Liebe, die Sorge um die Kinder, der Wunsch, allein zu leben? Insgesamt war die Beziehung von Paula und Andreas schon zu Beginn nicht unbedingt von romantischer Verliebtheit geprägt. Deshalb sollte man diesen Maßstab auch nicht an die Beziehung der beiden anlegen. Hier geht es eher um eine partnerschaftliche Komponente der Liebe, die von vielfältigen Aufgaben gekennzeichnet ist, zum Beispiel Kindererziehung, Kompensation beruflicher Belastungen, Stützung der Persönlichkeit und so weiter. Paulas Hauptprobleme scheinen zu sein, dass sie sich zur Hausfrauenrolle gezwungen fühlt und dass sie mit ihrem Partner nicht über Probleme sprechen kann.

Wenn Paula und Andreas keine Hilfe von außen erhalten, zum Beispiel durch einen Paartherapeuten, dann ist mit großer Wahrscheinlichkeit damit rechnen, dass es zu einer Trennung kommt, zumindest dann, wenn die Bindung durch die Kinder geringer wird.

Auch Bettina (45) und Achim (48) ließen sich von ökonomischen Gründen leiten, als sie sich vor 20 Jahren entschlossen zu heiraten. „Wir lebten schon so lange zusammen, es klappte ja ganz gut, und als Verheiratete bekamen wir mehr Geld. Ich fand kein Gegenargument", erinnert sich Bettina. Über Kinder wurde damals nicht gesprochen. „Das war nicht wichtig." Hausbau kam auch nicht in Frage. „Das war zu bürgerlich." Regeln für seine Beziehung setzte sich das Paar nicht. „Die haben sich eher eingeschlichen. Als wir dann später Kinder hatten, ging Achim sonnabends zum Beispiel einkaufen und kochte sonntags." Bettina übernahm die Kindererziehung und reduzierte ihr berufliches Engagement, was für Achim unmöglich war. Auch darüber hinaus gab es eine gewisse feste Rollenverteilung. Bettina war nach eigenen Worten „dafür zuständig, meinem Mann Ratschläge zu erteilen, wenn er mal wieder Probleme mit seiner Familie hatte". Achim nahm seiner Frau lästigen Alltagsärger ab, führte Gespräche mit dem Vermieter, kümmerte sich um die Finanzen.

Bettina und Achim führten eine leise Beziehung. „Wir haben einfach nicht gestritten. Ich war bestimmt nicht friedliebend, aber wir waren es beide nicht gewohnt, und ich habe meine Bedürfnisse auch gar nicht wahrgenommen am Anfang. Vielleicht erschien uns Streiten auch als zu gefährlich", mutmaßt Bettina. Einmal, ganz am Anfang ihrer Ehe, habe sie ihrem Mann einen Seitensprung eingestanden. „Da ist er dann so wütend geworden, dass ich richtig Angst bekommen habe. Und dann ist er abgehauen. Ich habe später immer die emanzipierte

Frau gespielt, die alles auch alleine kann. Wenn mein Mann etwas nicht wollte, haben wir es eben gelassen oder ich habe es alleine gemacht." Beide ließen sich viel Freiheit und gingen ihren unterschiedlichen Hobbies nach.

Meinungsverschiedenheiten traten auf, als Bettina ein drittes Kind wollte. Achim war dagegen, doch schließlich handelten sie einen Kompromiss aus: Bettina wollte sich um die Kinder kümmern und Achim sollte genug Zeit haben, seinen Hobbys nachzugehen. „Aber als das Kind da war, habe ich mich verändert. Ich habe mehr auf mich geachtet und darauf, was mir gut tut. Ich nehme an, dass ich vorher viel zuviel zurückgesteckt hatte", sagt Bettina.

In sexueller Hinsicht war weder Bettina noch Achim mit ihrem Eheleben zufrieden. Bettina fing an, sich in Büchern Rat zu suchen, machte konkrete Verbesserungsschläge, die aber regelmäßig zum Scheitern führten. Achim versuchte es auf andere Weise, stieß damit bei seiner Frau aber auf Ablehnung. „Einmal brachte er eine Flasche Sekt mit, wollte mit mir anstoßen, und ich kam mir vor wie eine Prostituierte, weil ich wusste, was er wollte, und er es nicht sagte." Überhaupt habe es oft ungeklärte Situationen gegeben. „Ich dachte zum Beispiel, dass ich mit den Kindern zu Hause sein müsse, wenn er von der Arbeit kommt. Einmal habe ich ihn auch gefragt, aber er hat mir die Entscheidung überlassen. ‚Das kannst du machen, wie du willst', hat er gesagt. Da bin ich eben weiter mit den Kindern um fünf Uhr vom Spielplatz nach Hause gegangen. Das ist uns öfters passiert: Er hat nie klar gesagt, was Sache ist, und ich habe nicht darauf bestanden, es herauszukriegen. Wir haben einfach nebeneinander hergelebt."

Zum Bruch kam es, als Achim ein Verhältnis mit einer Arbeitskollegin anfing. Bettina hatte zu diesem Zeitpunkt gerade eine Therapie abgeschlossen. Nach einem

Jahr Therapie dachte ich, „jetzt ist alles geklärt, jetzt hast du hier nichts mehr verloren. Es sei denn, es gäbe Probleme zwischen Achim und mir", schoss es mir damals durch den Kopf, aber dann dachte ich, da gibt es ja nichts zu klären, da gibt es ja keine Probleme. Ich habe eben viel weggedrückt. Wir waren beide Weltmeister im Verdrängen."

Bettina setzte durch, dass beide einen Familienberater aufsuchten. Aber trotz Paartherapie ging die Ehe auseinander. Achim traf sich weiter mit der anderen Frau, und irgendwann erschien er nicht mehr zum gemeinsamen Termin beim Therapeuten. Statt dessen hatte er sich spontan entschieden, seiner Geliebten in den Urlaub zu folgen. „Da bin ich wütend geworden und habe ihm die Sachen vor die Tür geknallt", erinnert sich Bettina.

Bettinas und Achims Kommunikation scheint von Anfang an nicht funktioniert zu haben. Ihr Beispiel zeigt deutlich die Konsequenzen einer mangelnden verbalen Auseinandersetzung. Die Lösung besteht in der Trennung, wobei unklar ist, ob Achim gelernt hat, aus den Fehlern angemessene Konsequenzen zu ziehen. Bettina und Achim haben in ihrer Ehe viele Fragen durch Vermutungen gelöst und nicht durch klare Absprachen. Dabei blieben Missverständnisse nicht aus. Achims offensichtlich gezielter Versuch, einen Abend romantisch zu gestalten, um damit eine sexuelle Begegnung mit seiner Frau vorzubereiten, ist bei Bettina auf Ablehnung gestoßen. Sie fühlte sich durch Achims Verhalten sogar abgewertet. Aber Bettinas Reaktion ist nur eine Möglichkeit der Interpretation. Bei einem anderen Paar, das sich vorher abgestimmt hätte, hätte die Partnerin ein solches Verhalten des Mannes vielleicht sogar als besondere Aufmerksamkeit und als Liebesbeweis interpretiert, und beide hätten einen schönen Abend genossen. Ein und dieselbe Handlung kann also höchst unterschiedlich gedeutet werden. Das heißt, Handlungen sind immer sehr interpretationsbedürftig. Diese Interpretationen können wohlwollend oder ablehnend ausfallen. In einem Falle vermehrt ein Verhalten und seine Interpretation das Glück, im anderen Fall verhindert es es.

Die scheinbar großen Freiheiten, die Achim und Bettina einander gewährt haben, ist vor allem durch die geringe Bindung aneinander und die große Öffnung nach außen bedingt, nicht aber durch eine Liebe, die eine solche Öffnung verträgt, weil beide Partner sich der Liebe sicher sind. Wenn das System Paarbeziehung stabil bleiben soll, muss aber die Öffnung nach außen ihr Gegengewicht finden in einer gleichzeitigen Bindung nach innen. Paare sollten sich also nicht mehr öffnen, als sie nach innen gebunden sind, wenn sie ihre Beziehung nicht gefährden wollen. Eine übermäßige Öffnung nach außen zerstört das System.

Maike war 21, als sie den zehn Jahre älteren Klaus kennenlernte. Schüchtern sei sie damals gewesen, erinnert sich die heute 25-Jährige. Klaus habe ihr zu mehr Selbstbewusstsein verholfen. Klaus ist Graphiker, und er verschaffte seiner Frau den Einstieg in diesen Beruf. Dafür ist sie ihm dankbar. Seit ihrer Heirat vor zwei Jahren sei ihre Liebe noch gewachsen, sagen beide.
Streit gehört nach Maikes Auffassung „zum Alltag dazu. Aber wir gehören nicht zu denen, die sich über Kleinigkeiten aufregen. Offene Zahnpastatuben oder nicht gemachter Abwasch, darüber regen wir uns beide nicht auf. Und wenn es solche gemeinsamen Probleme gibt, dann lösen wir die eben." Ein immer wiederkehrender Streitpunkt ist Maikes Familie. „Maikes Mutter zum Beispiel kann es sich nicht verkneifen, uns gute Ratschläge zu geben. Das nervt mich", sagt Klaus. „Aber das Gute ist, dass wir das ansprechen. Es ist vielleicht das, was viele nicht können. Wir reden darüber und machen das so lange, bis die Sache geklärt ist. Wenn es län-

ger dauert, dauert es halt ein bisschen länger. Wir gehen nicht weg oder legen den Hörer auf."
Klaus sei ein Typ zum Anlehnen, sagt Maike. Das genieße sie. Beide wirken ausgeglichen und geduldig. Aber sowohl Maike als auch Klaus können plötzlich und für den anderen mitunter überraschend an die Decke gehen. „Vor allem dann, wenn wir beruflich stark angespannt sind. Dann baut sich Stress auf, der gar nichts mit der Beziehung zu tun hat, aber sich zwischen uns ablädt", sagt Klaus. „Meistens gibt es dann ein heftiges Wortgefecht, aber dann reden wir schnell darüber." Sich drei Tage anschweigen, das sei nichts für sie.
Am Arbeitsplatz sehen sich die beiden häufig. „Und wenn wir uns nicht sehen, rufen wir uns an", so Klaus. So seien sie immer in der Lage, die Stimmung des Partners zu verstehen, wenn sie sich am Abend zu Hause träfen. Regeln für ihre Auseinandersetzungen hätten sie nicht. Maike: „Wir sind beide offen, das geht auch so."

Das Beispiel von Maike und Klaus zeigt, wie äußere Umstände auf die Partnerschaft einwirken können. Stress am Arbeitsplatz kann dazu führen, dass er oder sie gereizt nach Hause kommt und dass sich eine gespannte Stimmung zwischen beiden aufbaut. Meinungsverschiedenheiten über die Verwandtschaft können Streitereien auslösen. Solche Auseinandersetzungen könnten Maike und Klaus als Zeichen einer gestörten Beziehung missdeuten. Die eigentlichen Ursachen sind ihnen aber klar, weil sie über Missklänge in ihrer Beziehung reden. Klaus und Maike versuchen auch immer wieder, den anderen einzuschätzen und über die Gefühlslage des anderen informiert zu sein.

Offensichtlich erleben beide in ihrer Beziehung Streit nicht als Bedrohung, sondern als Notwendigkeit. Interessanterweise sind ihnen die Regeln, die sie entwickelt haben, um sich verbal auseinander zu setzen, nicht bewusst. „Regeln für Auseinandersetzungen haben wir nicht", sagen beide. Das stimmt nicht. Tatsächlich haben sie ein offensichtlich recht klares Verfahren gefunden: Sie diskutieren, bis sie einen Kompromiss erreicht haben, sie lassen die Probleme nicht zu groß werden, und sie haben ein großes Ausmaß an Offenheit und Selbstoffenbarung entwickelt, das Vertrauen schafft. Offensichtlich streiten sie nicht heftiger als es ihre Beziehung erlaubt, so dass Streit nicht als Belastung empfunden wird. Das sind deutliche Regeln, aber die Aussage von Klaus und Maike, dass sie keine Absprachen hätten, ist nicht ungewöhnlich. In Liebesdingen sprechen wir nicht gern von Regeln. Wir wollen uns spontan und offen erleben, weil wir uns sonst vielleicht verkrampft, „bürgerlich" und unromantisch fühlen würden. Deshalb fällt es uns auch so schwer, uns über das Geschehen in unserer Partnerschaft klar zu werden und sachlich Überlegungen anzustellen. Alles soll spontan erscheinen und am besten völlig ungeplant. Dabei ist der Unterschied zwischen starrer Planung und einfühlsamer Kontrolliertheit bei der verbalen Auseinandersetzung riesig. Eine starre Planung führt zu einem geregelten Ablauf, der immer eingehalten werden muss. Die Inhalte und die Gefühlslagen bleiben unberücksichtigt. Jede Auseinandersetzung würde danach in ein Schema gepresst, das als Ritual abgearbeitet wird, aber nicht die spezifischen Umstände berücksichtigt. Dagegen versucht die einfühlsame Kontrolliertheit Regeln anzuwenden, die in der konkreten Situation wirksam werden, aber natürlich aus einer gemeinsamen Vorstellung resultieren, die manchmal nicht explizit ausdiskutiert worden ist. Einfühlsame Kontrolliertheit ist dem Thema und der Gefühlslage der Auseinandersetzung angemessen und damit viel genauer an die augenblicklichen Bedingungen angepasst als eine vorher festgelegte Regel. Einfühlsame Kontrolliertheit bei der verbalen Auseinandersetzung sollten wir uns also als Ziel setzen. Auch wenn es unseren Vorstellungen zuwiderläuft – eine solche Haltung hilft der Partnerschaft. Wir können sie lernen, wie wir die Grammatik unserer Muttersprache lernen – ohne zu wissen, wie die Regeln explizit lauten. Die erfahren wir vielleicht später in der Schule. Häufig lernen Partner unbewusst und unkontrolliert, welche Regeln für Auseinandersetzungen gelten oder gelten sollten. Zwangshandlungen müssen wir erst befürchten, wenn die Reglementierung so weit fortgeschritten ist, dass wir nicht mehr die Freiheit haben, uns gemäß der augenblicklichen Lage verhalten zu können. Maike und Klaus streiten also sehr wohl nach gewissen Gesetzmäßigkeiten, und sie streiten kontrolliert. Das Wissen um solche Gesetzmäßigkeiten erlaubt es uns, uns gezielter aufeinander einzustellen, ohne gezielte Absprachen treffen zu müssen. Auf diese Weise bleiben wir flexibel und sensibel genug, um Gespräche so zu führen, dass wir unser Ziel erreichen, nämlich unser Glück und unsere Liebe zu bewahren.

Kapitel 6

„Du willst dies und ich jenes“ Die dritte Säule der Liebe: die Machtbalance

Die ersten beiden Säulen der Liebe beschreiben, wie wir unsere Partnerschaft steuern können: durch Gesten und durch das Gespräch. In diesem und in den nächsten beiden Kapiteln geht es um Strukturen und Prozesse, wie sie sich jeder Partnerschaft im Laufe des Zusammenlebens entwickeln.

Ein Thema, das in allen Sozialbeziehungen ein wichtiger Gesichtspunkt ist, betrifft die Macht, die wir ausüben können, und zwar in ganz unterschiedlichem Maße. Macht bedeutet dabei vereinfacht gesagt, wie stark ich den anderen dazu bringen kann, das zu tun, was ich von ihm erwarte (Witte, 1985; 2000).

Schon am Anfang einer Partnerschaft spielt die Macht eine Rolle, und zwar in der Form, dass „er“ „ihr“ alle Wünsche von den Augen ablesen möchte und ihr zu Gefallen genau das tut, was sie möchte oder umgekehrt. Hier besteht die Macht darin, dass er oder sie sehr stark auf den Partner fixiert ist und ihr oder ihm zuliebe bestimmte Dinge tut. Diese *Beziehungsmacht* muss natürlich auf beiden Seiten vorhanden sein, damit sich keiner der beiden Partner ausgenutzt fühlt. Sie muss bis zu einem gewissen Grade auch erhalten bleiben, weil sie dem Partner etwas über die Bedeutung verrät, die der andere der Beziehung zumisst. Diese Art von *Unterwerfung* bietet uns auch die Möglichkeit, unserem Partner durch unser Handeln zu zeigen, dass wir ihn noch lieben.

Wenn wir uns den Wünschen des anderen unterwerfen, geschieht das durchaus nicht nur uneigennützig. Wir hoffen dabei, dass unsere Unterwürfigkeit, die wir übrigens nicht als solche erleben, auch belohnt wird. Das ist tatsächlich häufig der Fall, insbesondere dann, wenn die Beziehung glücklich ist und die Partner sich lieben. Dabei muss nicht jede einzelne Handlung ausgeglichen werden. Wenn wir dem anderen einen Wunsch erfüllt haben, erwarten wir nicht, dass der Partner umgehend auch uns einen Wunsch erfüllt. Erst auf längere Sicht erwarten wir einen Ausgleich. Der aber muss kommen, sonst ist das Machtverhältnis und damit die Beziehung gestört. Dabei darf der Ausgleich nicht zu lange auf sich warten lassen.

Den Wünschen des anderen nachzukommen ist aber nur eine von verschiedenen Möglichkeiten, in Beziehungen Macht auszuüben. Wenn wir über Macht in der Partnerschaft reden, geht es vor allem darum, wer welche Aufgaben erledigt und wer welche Entscheidungen trifft. Es gibt Gebiete, in denen ein Partner größere Kompetenzen besitzt und deshalb die Führung übernimmt. Er oder sie leitet dann den anderen an oder übernimmt die Aufgaben, die ihm besser liegen. Bei der klassischen Aufgabenverteilung entsprechend den tradierten Geschlechterrollen managt die Frau den Haushalt, wobei der Mann als „Zulieferer" fungiert. Er kauft beispielsweise ein, was die Frau ihm aufgetragen hat oder räumt das Wohnzimmer entsprechend ihren Vorstellungen um. Demgegenüber sind Reparaturen und alle Entscheidungen rund ums Auto häufig die Domäne des Mannes, wobei hier umgekehrt die Frau zu Hilfstätigkeiten herangezogen wird. Gegen eine solche Rollenverteilung ist nichts einzuwenden, sie funktioniert in vielen Beziehungen reibungslos. Eine solche Aufteilung der Aufgaben ist aber weder gottgegeben noch unveränderbar. Die meisten von uns kennen Paare, bei denen die Aufgaben genau umgekehrt verteilt sind oder bei denen die Aufgabenverteilung ausgeglichener ist. Die Arbeitslosigkeit des Mannes, der berufliche Wiedereinstieg der Frau, Krankheit und viele andere Faktoren können dazu führen, dass die verabredete Aufgabenverteilung in einer Partnerschaft völlig neu geordnet werden muss.

Angesichts der Komplexität unserer Lebenswelt bedeutet Spezialisierung häufig eine Erleichterung und führt zu effektiveren Vorgehensweisen. Die Probleme liegen gar nicht darin, dass wir Aufgaben aufteilen und differenzieren, sondern darin, wie wir die unterschiedlichen Gebiete bewerten. Gelingt es uns, in unserer Beziehung einen Maßstab zu finden, der es erlaubt, das Kochen eines Essens oder die Reparatur einer Kaffeemaschine zu vergleichen? Ist es überhaupt notwendig, einen solchen Maßstab zu finden? Wie könnte der aussehen? Ist der Zeitfaktor entscheidend? Akzeptieren beide Partner diesen Maßstab? Diese Fragen verdeutlichen die Probleme, die Paare ansprechen und lösen müssen. Nicht dass die übernommenen Aufgaben unterschiedlich sind oder dass sich die Partner spezialisiert haben, ist das Problem, sondern es ist die Vergleichbarkeit der Aufgaben, die uns Kopfzerbrechen bereitet.

In der Wirtschaft ist es so, dass Menschen, die in ein und demselben Beruf arbeiten, höchst unterschiedlich bezahlt werden können. Entsprechend unterschiedlich ist ihr Prestige. Nicht selten passiert es, dass wir das Prestige, das eine Tätigkeit im Wirtschaftsleben genießt, auf die Tätigkeiten übertragen, die wir in unserer Beziehung leisten müssen. Möglicherweise schätzen wir die Arbeit eines Mechanikers höher ein als die Tätigkeit einer Hauswirtschaftsleiterin. Wie sieht es aber mit dem Elektrotechniklehrling und der Chefköchin aus? Ebenso schwer wie hier ein Vergleich fallen dürfte, ist es, die alltäglichen Pflichten in einer Partnerschaft gegenüberzustellen. In dieser täglichen Auseinandersetzung liegen die Konflikte verborgen, die sich rein theoretisch auch dadurch lösen ließen, dass wir die Tätigkeiten rotieren ließen und beide Partner alle Arbeiten in gleichem Umfang erledigen würden. Aber erledigen beide Partner alle Arbeiten gleich gut und gleich schnell? Das ist fraglich, denn eine Spezialisierung ist eben häufig auch sinnvoll. Schließlich können wir uns bei der Erledigung unseres Alltags mit der Zeit ein Expertenwissen aneignen, das uns erlaubt, Aufgaben effektiv zu bewältigen. Wir sehr wir vielleicht auf einem Gebiet schon zu Experten geworden sind, erkennen wir sehr schnell, wenn wir plötzlich das Gebiet übernehmen müssen, um das sich sonst der Partner gekümmert hat. Ein Aufgabenwechsel führt zudem nicht selten zu dem Problem, dass wir die Tätigkeit, die der Partner uns abverlangt, eigentlich für uns ablehnen und auch nicht bereit sind, uns vom Partner anleiten zu lassen. Der Partner kann dann leicht den Eindruck bekommen, dass wir uns zu schade sind für manche Tätigkeiten, sei es das Kochen, der Badezimmer-Putz oder die Autoreparatur. Er gewinnt den Eindruck, dass wir Tätigkeiten, die wir von ihm übernommen haben, abqualifizieren und gering schätzen. Das verletzt den Partner natürlich, und er beginnt möglicherweise, die Aufgabenverteilung für ungerecht zu halten. Er gewinnt vielleicht den Eindruck, dass er selbst mehr zum Funktionieren der Partnerschaft beiträgt als der andere. Unter dem Aspekt der Macht heißt das, dass der eine den anderen zwingt, Handlungen auszuführen, die der gemeinsamen Partnerschaft zugute kommen, ohne dass der andere in der Lage wäre, den Partner in gleichem Umfang auch zu Handlungen zwingen zu können. Dazu ein Beispiel:

> Johannes und Annegret, beide berufstätig, haben sich am Anfang ihres gemeinsamen Lebens die Hausaufgaben genau geteilt. Er ist unter anderem für Bad und WC zuständig, sie saugt und fegt und hält die Küche sauber. Annegret musste Johannes aber immer wieder daran erinnern, das Bad zu putzen. „Wenn ich ihn nicht erinnert habe, hat er es einfach nicht gemacht. Und wenn ich ihn ermahnt habe, reagierte er gereizt." Irgendwann war Annegret es leid, ihren Lebensgefährten immer wieder aufzufordern, die übernommenen Aufgaben zu erledigen.

„Jetzt mache ich es meistens selber." Johannes dazu: „Ich muss es nicht so sauber haben, wie meine Frau es sich wünscht. Wenn ihr meine Ansprüche nicht genügen, muss sie eben zwischendrin mal selber putzen."

Johannes und Annegret haben offensichtlich verschiedene Vorstellungen von Sauberkeit. Weder er noch sie wollten auf den eigenen Maßstab verzichten, so dass schließlich Annegret die Bad-Reinigung wieder übernommen hat. Eine solche Konsequenz finden wir in Beziehungen immer wieder. Annegret und Johannes sollten sich auf ein Reinigungsintervall einigen, wie wir es auch vom TÜV gewohnt sind. Jeder Wagen muss zur Inspektion, wenn ein bestimmter Zeitraum abgelaufen ist, unabhängig davon, welche Sicherheitsansprüche der Autohalter an sein Fahrzeug stellt und unabhängig davon, in welchem Zustand das Auto ist. Wenn Annegret und Johannes sich auf bestimmte Zeitintervalle einigen würden, müssten sie auch nicht mehr über Sauberkeitsstandards streiten, die selten objektiv bewertbar sind.

Um ein entsprechendes Verhalten durchzusetzen, können wir weitere Machtmittel einsetzen, nämlich Formen der Belohnung, der Bestrafung oder der emotionalen Ablehnung. Notfalls müssen Paare auch klare Sanktionen für den Fall vereinbaren, dass Übereinkünfte gebrochen werden. Zuerst einmal aber müssten Annegret und Johannes herausfinden, warum ihre getroffene Abmachung nicht funktioniert hat und sie sollten darüber sprechen, was es für Annegret bedeutet, dass die Aufgabenteilung nicht funktioniert. Leider können Banalitäten wie der Streit um ein sauberes Bad das Glück einer Partnerschaft erheblich beeinträchtigen. Dabei ist es nicht der einzelne Streitpunkt, sondern die Summe der Banalitäten, die uns das Zusammenleben verleiden.

Haben sich zwei Partner auf bestimmte Aufgaben spezialisiert, könnten sie auch versuchen, die Wertigkeit ihrer Tätigkeiten festzulegen, um im Idealfall festzustellen, dass beide gleich viel in die Beziehung investieren. Eine solche Übereinkunft zu finden, ist nicht leicht. Ein einfacher Maßstab für den Wert einer Tätigkeit ist die Zeitdauer. Dagegen ist aber einzuwenden, dass manche Tätigkeiten lästige Pflichterfüllung bedeuten, während andere Aufgaben Spaß machen. „Das machst du ja sowieso gern. Das ist ja Freizeit für dich. Das hat keine Bedeutung für unsere Beziehung", könnte in einem solchen Fall der eine zum anderen sagen. Ebenso zeigt sich, dass Routineaufgaben wie das alltägliche Aufräumen unterbewertet werden, weil sie nicht als Tätigkeiten erkennbar bleiben. Möglicherweise sorgt „sie" so kontinuierlich und zuverlässig für Sauberkeit, dass „ihm" diese geleistete Arbeit gar nicht auffällt, worüber sie sich dann vielleicht manchmal ärgert. Bekanntermaßen fangen Paare erst in Konfliktsituationen an aufzurechnen, wer was für die Beziehung leistet. Üblicherweise denken Paare am Anfang ihrer Beziehung nicht gründlich darüber nach, wie sie sich die Arbeit teilen wollen. Oft schleicht sich stattdessen völlig ungeplant eine Aufgabenteilung ein. Das bedeutet eine vertane Chance, denn solange Paare glücklich sind, sind sie auch gutwillig genug, um viele Dinge schnell regeln zu können, die sie später in langwierigen Auseinandersetzungen mühsam aushandeln müssen. Frühzeitige Absprachen und Kontrollen der Absprachen sind also ein gutes Mittel, viele Konflikte zu vermeiden, die bei fast allen Paaren auftreten. Paare sollten also möglichst zu Beginn ihrer Beziehung klären, wie sie ihren gemeinsamen Alltag regeln wollen.

Haben Paare es tatsächlich geschafft, den Betrieb „Familie und Haushalt" genauer ins Visier zu nehmen und die anfallenden Aufgaben zur beiderseitigen Zufriedenheit verteilt, ist aber nur die erste Hürde genommen. Die Partner sollten sich als nächstes einig sein, dass die Aufgaben umgesetzt werden müssen. Sie sollten sich klar darüber sein, dass häufige Auseinandersetzungen über banale Alltagsfragen ihrer Liebe zueinander schaden. Halten Partner ihre Absprachen ein, zeigen sie damit auch, dass ihnen die Beziehung wichtig ist. Auch hier können wir also wieder eingreifen, um die Partnerschaft positiv zu beeinflussen. Zeigen wir nämlich unserem Partner, dass wir uns über die Art und Weise freuen, wie er Verpflichtungen einhält, obwohl sie ihm vielleicht unangenehm sind, nutzen wir ein wichtiges Machtmittel, um sein Verhalten zu stabilisieren. Viele von uns sind der Meinung, dass es doch eigentlich selbstverständlich sei, Verabredungen einzuhalten. Deshalb seien Belohnungen unnötig. Diese Ansicht ist aus mehreren Gründen falsch. Wenn mein Partner das Bad putzt, obwohl es ihm schwer fällt und ihm Sauberkeit eigentlich egal ist, dann ist es klar, dass er diese Aufgabe vor allem mir zuliebe erfüllt. Also kann ich ihn ruhig dafür belohnen. Zweitens gehören Tätigkeiten wie Putzen, Kochen oder die Kinder ins Bett bringen zwar zu den alltäglichen Routinehandlungen, die wir in der Regel nicht belohnen, aber indem wir diese Alltagshandlungen belohnen, können wir ihnen den Charakter der Routine nehmen und sie gleichzeitig aufwerten. Drittens ziehen negative Sanktionen, die wir gern aus Ärger vornehmen, eine Klimaverschlechterung nach sich, was wir nur dann in Kauf nehmen sollten, wenn wir wirklich keine andere Möglichkeit sehen. Viertens sind wir ja schließlich daran interessiert, dass der Partner uns liebt. Wenn wir ihn also loben, geschieht dies auch, um das partnerschaftliche Klima zu verbessern.

Ein weiteres Thema, das zu einem unausgewogenen Machtverhältnis in der Paarbeziehung führen kann, betrifft die verschiedenen Interessensgebiete der Partner und die Intensität, mit der sie sich über die unterschiedlichen Gebiete informieren. Menschen sind nun einmal nicht gleich und haben deshalb unterschiedlich leicht Zugang zu verschiedenen Lebenswelten, zum Beispiel zu den Finanzen. Hier bestehen immer noch erhebliche Unterschiede zwischen den Geschlechtern, wie sich zum Beispiel auch daran zeigt, welche Studienfächer junge Frauen und junge Männer bevorzugen. In germanistischen Seminaren stellen weibliche Studierende die überwältigende Mehrheit, während Maschinenbau und Elektrotechnik nach wie vor Männerdomänen sind. Selbst in den Wirtschaftswissenschaften liegt das Verhältnis von männlichen zu weiblichen Studierenden immer noch bei ungefähr 2:1.

Informationsvorsprünge führen zu Machtunterschieden. Wir sollten aber wissen, dass es meist nicht zu erreichen ist, dass beide Partner auf allen Gebieten gleich viel wissen. Trotzdem ist es notwendig, den Partner oder die Partnerin an wichtigen Entscheidungen zu beteiligen, indem wir zum Beispiel Alternativen aufzeigen oder die gewählte Entscheidung erläutern, wobei der Partner Gelegenheit haben sollte, seine eigenen Vorstellungen einfließen zu lassen.

Während Männer sich in Paarbeziehungen häufig um die Finanzen kümmern, sind Frauen oft Expertinnen in den Bereichen Kindererziehung und Schule. Wenn die Frau nun auf den letztgenannten Gebieten einen sehr großen Wissensvorsprung besitzt, dann kann es schnell passieren, dass der Mann sich gar nicht mehr an dem Aufgabengebiet beteiligen möchte, weil er den Eindruck hat, dass sie eine wirkliche Beteiligung gar nicht wünscht. Das aber kann wiederum dazu führen, dass sich die Frau mit den Problemen allein gelassen fühlt. Andererseits empfindet sie eine aktivere Teilnahme des Mannes vielleicht tatsächlich als Einmischung. Derartige Situationen können leicht zu den bekannten alltäglichen Ärgernissen in einer Partnerschaft führen. Solcher Ärger ist aber leider nicht nur unvermeidlich, sondern sogar notwendig. Ebenso zwingend notwendig ist es aber, den Ärger zu besprechen. Denn ohne Auseinandersetzung gelangen wir nicht zu einer Lösung, die beide Seiten akzeptieren können. Partnerschaften ohne Auseinandersetzungen sind undenkbar, denn erst in der Diskussion finden wir unseren eigenen Standpunkt, der ja nicht unabhängig ist von dem des Partners.

Jeder von uns leidet unter Situationen, die uns das Gefühl geben, ohnmächtig zu sein. Dieses Gefühl von Ohnmacht hindert uns daran, in die Partnerschaft zu investieren. Das wiederum bedeutet, dass wir uns aus der Partnerschaft zurückziehen, und das gefährdet die gemeinsame Liebe. Grund genug also, uns immer wieder mit unserem Partner abzustimmen.

Betrachten wir das Verhältnis von Männern und Frauen unter dem Aspekt der Machtproblematik, so gibt es zwei Themen, die in vielen Partnerschaften eine Rolle spielen und für Missverständnisse sorgen. Das erste betrifft vor allem die Männer. Ihnen ist die Rolle des Versorgers und Beschützers wichtig. Aus dieser Sichtweise heraus leiten sie den Anspruch ab, Entscheidungen treffen zu müssen, die die Partnerschaft betreffen. Weil sie sich verantwortlich und zuständig fühlen, sprechen sie sich dabei nicht mit der Partnerin ab. Die Partnerin fühlt sich übergangen, ist aber gezwungen, die im Alleingang gefällte Entscheidung mitzutragen. Diese unterschiedlichen Gefühle auf beiden Seiten führen häufig zu erheblichen Missverständnissen. Der Mann interpretiert seine Handlungen als fürsorglich, die Frau empfindet sein Handeln als missachtend. In solchen Situationen prallen zwei verschiedene Weltbilder aufeinander. Der Mann fühlt sich völlig missverstanden und kann die Verärgerung der Frau nicht begreifen, denn er glaubt, in ihrem Sinne und im Sinne einer glücklichen Partnerschaft gehandelt zu haben. Sie dagegen deutet seine einsamen Entscheidungen dahingehend, dass er sie nicht ernst nimmt und dominieren möchte. Dieses Missverständnis aufzuklären ist recht schwierig, weil die Interpretationen so gegensätzlich sind. Ein Gespräch hierüber kann sehr schnell in Vorwürfe und Gegen-Vorwürfe münden. Kennen wir diese Problematik, so können wir gezielt darauf achten, ob sie vorliegt. Im Idealfall hilft uns dieses Wissen, viel Ärger zu vermeiden und uns mit dem Partner besser abzustimmen.

Die zweite Problematik betrifft die Frauen. Frauen wünschen sich einen sozial kompetenten und durchsetzungsfähigen Mann, der beruflich erfolgreich ist und sein Leben im Griff hat. Die gewünschte Stärke und Dominanz soll der Partner aber nur nach außen zeigen. Gegenüber der Partnerin soll er zwar nicht unterwürfig sein, aber doch so von ihr abhängig, dass er sich nachgiebig verhält und ihr alle Wünsche von den Augen abliest. Dieses Wunschbild eines idealen Partners ist irreal. Nur eine gespaltene Persönlichkeit, die gleichzeitig stark und schwach ist, könnte diesem Ideal entsprechen. Ein solches Wunschbild verlangt dem Partner eine enorme Flexibilität ab, die es in der Realität wohl kaum gibt. Ein sozial kompetenter Partner, der sich durchsetzen kann, wird auch in einer Partnerschaft nicht so nachgiebig sein, wie es sich die Partnerin wünscht. Ist er in der Partnerschaft demgegenüber eher nachgiebig und emotional gebunden, so wird er auch im sozialen Kontext nicht völlig anders auftreten. Auch hier wird er eher nach Harmonie streben und Konflikten aus dem Weg gehen. Frauen müssten also ihre Ansprüche und die Realität besser miteinander verbinden, damit ihre unrealistischen Erwartungen nicht Anlass zum Ärger geben.

In jedem Fall ist das Thema der Machtbalance in allen Sozialbeziehungen und damit auch in Paarbeziehungen von großer Bedeutung. Das heißt aber nicht, dass wir unserem Partner auf manchen Gebieten nicht überlegen oder unterlegen sein dürften. Wir müssen nicht zum Finanzexperten werden, nur weil unser Partner einer ist. Machtbalance muss nicht in jedem Bereich direkt ausgeglichen werden. Das ist sogar wenig wahrscheinlich. Wir sollten vielmehr davon ausgehen, dass unsere Kenntnisse, unser Wissen und unsere Fähigkeiten so verschieden sind, dass diese Unterschiede fast automatisch zu Machtunterschieden in bestimmten Bereichen führen. Um die Aufgaben einer Partnerschaft effizient lösen zu können, ist es sinnvoll, sich dieser besonderen Fähigkeiten der Partner zu bedienen. Es darf aber nicht so sein, dass einer der Partner auf allen Gebieten dominiert, denn dann wird sich der andere ausgenutzt fühlen. Wenn mein Partner in bestimmten Gebieten stark ist, sollte ich ihm auf anderen Gebieten überlegen sein.

Kommt es bei Paaren immer wieder zu Gesprächen, hinter denen die Machtfrage oder die Frage nach gerechter Aufgabenverteilung steht, ist das ein klares Indiz dafür, dass die Beziehung bedroht ist und dass die Partner eher unglücklich sind. Denn es sind in erster Linie unglückliche Paare, die solche Auseinandersetzungen führen. Glückliche Paare haben diese Probleme zwar auch, aber die Probleme beziehen sich nicht auf die Partnerschaft insgesamt, sondern nur auf einzelne Bereiche. Insgesamt stellt sich bei ihnen aber das Gefühl einer Machtbalance ein. Dieses Gefühl der Gleichwertigkeit ist die Voraussetzung für das partnerschaftliche Leitbild der Liebe, das wir brauchen, um den gemeinsamen Alltag bewältigen zu können.

Zur Verdeutlichung seien hier wieder einige Beispiele angeführt.

> Sven (39) und Tanja (33) freuen sich darauf, miteinander alt zu werden. Aber trotzdem sagt Tanja: „Verheiratet sein heißt ja nicht, dass man nicht auseinander gehen kann. Da sind wir uns einig. Wir wollen zwar beide gern zusammenbleiben, aber man weiß ja nie.“ Sven ergänzt: „Genau, unsere Ehe ist ein ernsthafter Versuch, aber es besteht kein Zwang zusammenzubleiben.“ Beide legten bei der Eheschließung Wert darauf, ihren Namen zu behalten. „Und wir haben auch beide unser eigenes Konto“, sagt Tanja. Finanzielle Unabhängigkeit ist ihr wichtig. „Das ist auch mit ein Grund, dass ich keine Kinder haben möchte. Dann fühlt man sich angekettet, und ich könnte nicht mehr so viel arbeiten. Außerdem bin ich gern flexibel und möchte machen, was ich will.“

Sven und Tanja sind beide berufstätig, den Haushalt teilen sie sich. Sven bringt zum Beispiel Müll und Altpapier weg, Tanja macht sauber. „Das Aufräumen erledigen wir sonntags oft gemeinsam. Dann stellen wir Musik an und räumen auf. Das ist eine richtige Freizeitaktivität von uns." Beide sehen sich als gleich starke Partner mit unterschiedlichen Fähigkeiten. Sven: „Tanja kann besser kochen als ich, sie hat mehr Geschmack, was Kleidung und die Gestaltung der Wohnung angeht." Tanja bescheinigt Sven, mehr Zeitung zu lesen und besser informiert zu sein. Er sei der Diplomatischere, während sie leichter „an die Decke gehe".
Entscheidungen, was gemeinsame Anschaffungen betrifft, treffen beide gemeinsam. „Berufliche Veränderungen, Autokauf oder neue Wohnung: Wir reden viel miteinander und entscheiden dann gemeinsam", so Tanja. Sven lässt sich beim Kleidungskauf gern von seiner Frau beraten. „Zu 80 Prozent kaufen wir gemeinsam ein. Es ist aber nicht so, dass er alles nimmt, was ich vorschlage. Dann sähen wir uns ja ähnlich", sagt Tanja. „Nein, das fänden wir beide schrecklich", ergänzt Sven.

Offensichtlich legen sowohl Tanja als auch Sven Wert auf ihre Eigenständigkeit und ihre Gleichwertigkeit in der Beziehung. Sie haben ihre Stärken und Schwächen identifiziert und können die Schwächen durch den Partner ausgleichen. Das Thema Freiheit, Macht und Abhängigkeit ist in dieser Beziehung wichtig. Deshalb haben beide auch schon frühzeitig versucht, eine Lösung zu finden, um mit diesem Thema im Alltag umzugehen. Ein wenig kommt hier auch die Kehrseite des Machtproblems zum Vorschein, nämlich die Angst vor der Abhängigkeit und der Bindung. Solche Beziehungen funktionieren nur, solange die Partner sehr glücklich miteinander sind. Das gilt vor allem dann, wenn keine weiteren Bindungskräfte wie gemeinsame Kinder oder gemeinsame Freizeitaktivitäten existieren. Bei Sven und Tanja ist die Machtbalance jedenfalls hervorragend hergestellt.

„Mein Mann hat bestimmt seine Stärken", findet Marga (62), die seit 40 Jahren mit Fritz (69) verheiratet ist. „Er ist in vielen Dingen viel klüger als ich. Das finde ich auch gut und richtig, dass ein Mann klug ist, trotzdem bilde ich mir ein, ich bin die Stärkere. Ich denke mehr nach und habe mehr den Überblick und treffe letztendlich immer die Entscheidungen." An Anfang der Ehe sei das noch anders gewesen. „Ich hatte ja die kleinen Kinder, ich hatte meinen Beruf aufgegeben und ich hatte das Problem, dass ich mit der Rolle als Mutter und Hausfrau nicht zufrieden war. Und mein Mann kam immer erst spät abends von der Arbeit nach Hause." Marga litt damals an depressiven Verstimmungen. So war es Fritz, der sich um Dinge wie den Hausbau kümmerte. Als die Kinder größer wurden, änderte sich die Rollenverteilung. Marga fing wieder an zu arbeiten. „Das stärkte mein Selbstvertrauen, und psychisch ging es mir wieder gut. Heute treffe ich alle Entscheidungen, weil ich praktischer und entscheidungsfreudiger bin." Für ihren Mann sei das kein Problem, sagt Marga. „Ich habe die Art der Ehe bestimmt. Aber mehr zwangsläufig. Wenn auf der einen Seite nichts kommt, übernimmt die andere."

Die Paarbeziehung von Marga und Fritz ist völlig anders als die von Tanja und Sven. Die Macht ist völlig einseitig verteilt, was die Gestaltung der Beziehung angeht. Marga ist diejenige, die bestimmt, was in der Beziehung passiert. Fritz fühlt sich unter den gegebenen Verhältnissen wohl. Zumindest gibt es keine gegenteilige Information. Probleme hat in diesem Beispiel die Frau, denn Macht ausüben bedeutet ja auch, dass wir viel Kraft und Energie investieren müssen. Es ist denkbar, dass sich Marga ausgebeutet fühlt. Ihr Mann ist ihr eigentlich zu passiv, aber im Laufe der Zeit hat sie sich daran gewöhnt und sie nutzt ihre starke Position, indem sie bestimmt, was in der Beziehung geschieht. Eine solche Ungleichheit setzt starke Bindungskräfte voraus, damit sich beide Seiten wohl fühlen. Die Form der Machtbalance in dieser Ehe scheint sehr zu Ungunsten des Mannes ausgegangen zu sein, aber er selbst hat dadurch auf vielen Gebieten einen Gewinn, der manches ausgleicht. Alle Alltagsangelegenheiten werden erledigt und vielfach auch zu seiner Zufriedenheit durchgeführt, weil sich Marga darauf eingestellt hat, seine Position mit einzukalkulieren. Fritz kann einen bestens geregelten Alltag genießen, ohne viel investieren zu müssen. Andererseits kann er sich als Versorger der Ehe und der Familie fühlen, und das reicht ihm als Machtposition offenbar völlig aus.

Stefan (40) und Sandra (32) fühlten sich während ihrer Ehe, die nach zwei Jahren scheiterte, als gleich starke Partner. Sandra: „Wir sind beide extrem stark und extrem dickköpfig." Stefan spricht sogar von „Starrköpfigkeit". Sandra: „Wir wollten beide nie nachgeben. Stefan hatte das Gefühl, dass sich unsere Meinungen so sehr im Weg stehen, dass gar kein Kompromiss möglich war."
Als Stefan und Sandra heirateten, stand er bereits im Beruf, sie war mitten im Examen. Die Hausarbeit teilten sie sich. Sie putzte das Treppenhaus, er den Hof, sie putzte die Fenster, er saugte Staub. Alles war genau aufgeteilt. „Das klappte anfangs auch gut", sagt Sandra. „Es gibt eben nicht mehr diese Männer-Frauen-Rolle", meint Stefan. „So möchte ich auch nicht leben." Auch Sandra fand es anfangs wunderbar, eine Ehe zu führen, in der beide arbeiteten. „Aber heute hat sich meine Einstellung geändert. Es ist unheimlich anstrengend, Beruf, Haushalt und Kind zusammenzubringen. Man macht alles nur zu einem Drittel. Man ist nie ausgeruht und entspannt.

Wenn ich nach Hause komme und ich sehe diese Wäscheberge, dann weiß ich, das werde ich auch nie hinbekommen. Heute würde mir ein Arbeitstag in der Woche völlig reichen."

Wenn Stefan spät von der Arbeit zurückkam, ging er meist noch in die Kneipe. „Es war klar, dass ich zu Hause war, ich musste ja für die Uni lernen. Aber das war doch ein bisschen ungerecht verteilt", so Sandra. Stefan: „Das wäre alles nicht passiert in einer Ehe, in der die Frau zu Hause und für den Haushalt zuständig ist. Auf so eine Rollenverteilung habe ich zwar keine Lust, aber so, wie wir es gemacht haben, ist es schwieriger."

Auch wenn sie das Gegenteil behaupten: Sandra und Stefan haben sich die Hausarbeit eben nicht genau geteilt. Ihre Aufteilung war recht punktuell bezogen auf das Saubermachen, aber von der gesamten Bandbreite der Arbeit in einem Haushalt hatten die beiden anfangs wohl keine genaue Vorstellungen, wie Sandras Klage über die Wäscheberge verrät. Bei Partnerschaften, in denen beide Seiten durch Beruf, Ehe und Familie stark belastet sind, ist hohes Organisationsvermögen notwendig, um die täglichen Anforderungen zu bewältigen. Außerdem müssen die Partner möglichst flexibel sein, was die Aufgabenaufteilung betrifft, und sie müssen sich ständig neu absprechen, weil die anfallenden Arbeiten in der Familie und die beruflichen Anforderungen variieren. Solche Konstellationen setzen eine außerordentlich feine Abstimmung, großes Wohlwollen und Entgegenkommen auf beiden Seiten voraus. Die Partner müssen sehr früh eine intensive Form der Absprache finden, um Überforderungen und Stress zuvorzukommen und damit gegenseitige Verärgerungen zu vermeiden, die dauernden Streit nach sich ziehen würden. Stefan und Sandra sind mit der Vorstellung in die Ehe gegangen, dass die anfallenden Hausarbeiten möglichst gleichmäßig aufgeteilt werden sollten. Das aber gelingt nur Paaren, die sich einen konkreten Plan über die

die zu bewältigenden Arbeiten machen und die zusätzlich bereit sind, sich in alle Tätigkeiten einzuarbeiten. Eine gewisse Form der Spezialisierung erleichtert zwar manches, weil Menschen nun einmal verschieden begabt sind und unterschiedliche Interessen haben, aber die Spezialisierung darf keinen der Partner einseitig belasten. Andererseits ist es kaum vorstellbar, dass Paare ohne Spezialisierung auskommen. Die Vorstellung, dass zwei Partner alle Aufgaben gleichermaßen gut erledigen könnten, ist eine Illusion.

In Kapitel 1 wurden Stefan und Sandra als zwei Menschen mit unterschiedlichem Bindungsstil bezeichnet. Da ist einerseits die Frau, die eine enge Bindung an den Partner sucht, und andererseits ein eher Bindung vermeidender Mann, der vor allem seiner Unabhängigkeit einen hohen Stellenwert zugesteht. Gleichzeitig sehen sich Stefan und Sandra selbst als gleich starke und dickköpfige Persönlichkeiten. Sandra fürchtet in erster Linie, in Situationen zu geraten, in denen sie nicht gleich stark wie ihr Partner sein könnte. Deshalb fällt es ihr auch schwer, Kompromisse einzugehen, denn jede Form von Kompromiss erscheint ihr als Zeichen von Schwäche. Außerdem zeigt sich bei Sandra, dass sie sehr hohe Ansprüche an sich selbst stellt, denen sie nicht genügen kann. Das bestätigt ihr negatives Bild von sich selbst, das sie wahrscheinlich aus der Kindheit mitbekommen hat. Bei solchen Menschen ist Macht immer ein Thema, weil sie sich einerseits vor der Dominanz des Partners fürchten, diese Dominanz gleichzeitig aber brauchen, weil der Partner ihr negatives Selbstbild ausgleichen soll. Menschen mit einem negativen Selbstbild wünschen sich Unterstützung vom Partner, um nicht die Erfahrung machen zu müssen, dass sie versagen. Gleichzeitig interpretieren sie diese Unterstützung als Hinweis darauf, dass sie möglicherweise allein nicht zurechtkämen. Andererseits wünschen sie sich von ihrem Partner die Bestätigung, dass sie alle Aufgaben sehr gut erledigen. Gibt der Partner ihnen tatsächlich eine solche

Rückmeldung, können sie dieses Lob aber nicht annehmen, da sie ja aufgrund ihrer eigenen hohen Erwartungen sehen, dass sie den selbst gesteckten Anforderungen nicht genügt haben. Gleichzeitig führen die hohen Ansprüche an die eigene Person zu Stress, der nur mit Hilfe des Partners bewältigt werden kann. Wenn der Partner sich aber nicht entsprechend verhält, wird die Beziehung zur Belastung und man trennt sich.

Hier einen Ausweg zu finden ist außerordentlich schwierig. Der beste Weg ist, die Ansprüche an sich selbst herunterzuschrauben, wie es in unserem Beispiel Sandra auch getan hat. Sie hat erfahren, wie anstrengend es ist, Haushalt, Familie und Beruf unter einen Hut zu bringen und sagt, dass es ihr genügen würde, an einem Tag pro Woche berufstätig zu sein. Durch diese veränderte Haltung verringert sich die Machtproblematik. Vermutlich dürfte es Sandra heute leichter fallen, die Hilfe des Partners anzunehmen. Denn der andere bedroht nicht mehr das Selbstkonzept, nach dem man alles selber machen müsste. Auch Lob ist jetzt möglich, weil Sandra aufgrund der verringerten Ansprüche an sich selber zu dem Schluss kommen kann, Dinge gut erledigt zu haben.

„Wir sind beide gleich stark", sagt der 63-jährige Heinz, und seine Ehefrau Gerda (57) nickt: „Der eine hier, der andere da. Das gleicht sich aus. Mein Mann ist begabter im handwerklichen Bereich und was den praktischen Ablauf des Lebens betrifft wie Finanzen und Behörden. Ich bin mehr für die Gefühls- und Kontaktebene zuständig." Heinz bestätigt Gerdas Aussage. Seine Frau sei musikalischer, sie könne die Dinge im zwischenmenschlichen Bereich „besser am Laufen halten" und sei toleranter als er. Die mit 22 Jahren getroffene Entscheidung, ihrem Mann und den geplanten Kindern zuliebe ihren Beruf aufzugeben, hat Gerda nie bereut. Sie sei eine selbstbewusste junge Frau gewesen, die gewusst habe, was sie wollte.

„Ich habe immer ein bisschen freiberuflich gearbeitet. Ich hätte mich überfordert gefühlt, wenn ich mehr gemacht hätte, und ich hätte es nie fertig gebracht, mich selbst zu verwirklichen auf Kosten anderer. Für Mann und Kinder da zu sein war mir wichtig. Mit den Kindern wächst man noch mal. Und ich musste nicht, was ich tue, in klingende Münze umsetzen. Wir haben uns lieber bescheiden verhalten, und so konnte ich der ruhende Pol der Familie werden."
Die Kindererziehung blieb Gerdas Sache. „Damit wollte ich meinen Mann nicht belasten."

Das Beispiel von Gerda und Heinz zeigt, dass die klassische Rollenverteilung für beide Seiten sehr befriedigend sein kann. Manche propagieren, dass Frauen sich ausschließlich im Beruf selbst verwirklichen könnten. Kinder zu erziehen und das Leben einer Familie zu organisieren ist jedoch ein Beruf, der eine enorm große Chance auf Selbstverwirklichung mit sich bringt. Die Aufgabe einer Hausfrau und Mutter ist eine Art freiberuflicher Tätigkeit, die zwar leider gesellschaftlich meist immer noch nicht genügend anerkannt wird, aber sehr wohl außerordentlich abwechslungsreich und verantwortungsvoll ist.

Als wichtiges Argument für die Berufstätigkeit von Frauen gilt, dass ihr Beruf sie partiell unabhängig vom Partner macht und dass sie gesellschaftliche Anerkennung erfahren. Unabhängigkeit und Anerkennung können Frauen aber auch ohne eine bezahlte Tätigkeit erreichen. Auch als sogenannte Hausfrau können und sollten sie diese Ziele für sich anstreben. Hierzu sind aber klare Absprachen notwendig, und der Ehepartner und die Familie müssen die Arbeit, die die Frau zu Hause leistet, klar würdigen.

Unsere Berufswelt entwickelt sich weiter dahin, dass auch Männer zunehmend halbtags arbeiten werden. Das dürfte dazu führen, dass sich auch die Männer stärker auf Tätigkeiten außerhalb des Berufes konzentrieren werden.

Demgemäß sollen auch Männer das Recht haben, sich verstärkt innerhalb der Familie zu organisieren.

> Paulas und Andreas' Ehe verlief acht Jahre lang in festen Bahnen. Andreas arbeitete, Paula, die bei der Eheschließung 20 Jahre alt gewesen war, kümmerte sich um Haushalt und Kinder. „Mein Mann hat alles entschieden, ich habe alles mitgemacht." Im Grunde hätten sie eine Ehe nach dem Muster ihrer Schwiegereltern geführt. „Gemacht wird, was der Mann sagt. Mein Schwiegervater hat auch immer losgebrüllt und seine Frau hatte zu schlucken. Das hatte Andreas so gelernt, und ich habe es hingenommen."
> Die eigentlichen Probleme zwischen Andreas und Paula fingen an, als Paula eine Ausbildung begann, die sie inzwischen abgeschlossen hat. Heute arbeitet sie halbtags. „Ich bin dadurch viel selbstbewusster geworden. Ich lasse mich nicht mehr über den Tisch ziehen." Paula fing an, ins Fitness-Center zu gehen, trat einer Frauengruppe bei und baute sich ihren eigenen Bekanntenkreis auf. Damit seien die Konflikte vorprogrammiert gewesen. „Es passt ihm nicht, dass ich weggehe. Dann streiten wir uns und regen uns auf. Dann geht er irgendwann raus, knallt mit der Tür und sagt, ‚Du mit deinem psychologischen Scheiß'. Er möchte, dass ich wieder so brav bin wie früher, aber das ist vorbei. Ich setze meine Sachen durch."

An dieser Beziehung wird deutlich, wie sehr das Ansehen, das wir aufgrund unserer Ausbildung und unseres Berufes genießen, sich auf die Beziehung zu unserem Partner auswirkt. Die sehr junge Ehefrau entwickelt sich weiter und verändert damit die Machtstruktur. Sie wird gleich stark wie der Mann, und der muss lernen, die neue Situation zu akzeptieren. Da er sich aber in seiner Position bedroht fühlt, reagiert er mit Ablehnung. Hinter Andreas' Ablehnung verbirgt sich möglicherweise die Furcht, an Männlichkeit einzubüßen beziehungsweise sein Bild von Männlichkeit zu verlieren, wie er es von seinem Vater übernommen hat. Solche Selbstbilder sind tief in uns verankert. Änderungen bedrohen unsere Identität.

Andreas würde sich vermutlich nur dann ändern, wenn er sich sehr stark an Paula gebunden fühlen würde. Paula andererseits ist nicht länger bereit, ihre Ehe unter den alten Bedingungen weiterzuführen. Solche einschneidenden Veränderungen in einer Beziehung, wie Paulas nachgeholte Ausbildung und ihre Berufstätigkeit sie darstellen, erfordern insbesondere vom Mann erhebliche Anpassungsleistungen. Derart gravierende Veränderungen können Paare nur sehr selten allein bewältigen. Sie brauchen vielfach Hilfe. Männer mit Persönlichkeitsstrukturen, wie Andreas sie aufweist, sind aber nur selten bereit, gemeinsam mit der Frau eine Eheberatung aufzusuchen. Wichtig ist in solchen Fällen, dass auch ein männlicher Berater zu Verfügung steht, der sich dem Mann als Identifikationsperson anbietet. In Fällen, in denen wie bei Andreas und Paula die Rollenproblematik im Vordergrund steht, sollte also ein Beraterpaar eingeschaltet werden. Ansonsten besteht die Gefahr, dass der Mann die Beratung nicht akzeptiert. In einer professionellen Beratung könnte Andreas und Paula sicherlich geholfen werden, vorausgesetzt, die Bindungskräfte zwischen den beiden sind noch ausreichend groß. Diese Frage müsste zuerst geklärt werden. Eine Beratung könnte aber auch zu der Einsicht führen, dass eine Trennung anzustreben ist, weil Paulas Persönlichkeitsentwicklung die Beziehung so stark verändert hat, dass sie mit den Ausgangsbedingungen nur noch wenig zu tun hat.

Wenn aufmerksame Leser in den Kommentaren zu den letzten beiden Beispielen einen Widerspruch erkennen, was die Bemerkungen zur Berufstätigkeit von Frauen und Männern betrifft, dann soll an dieser Stelle darauf hingewiesen werden, dass die Bedingungen in den beiden Beispielen völlig unterschiedlich sind. Gerda konnte sich auch ohne eigene Berufstätigkeit zur gleichberechtigten Partnerin ihres Mannes entwickeln. Paula dagegen brauchte die Ausbildung und ihre Berufstätigkeit, um der Rolle der ohnmächtigen Ehefrau, die sich dem Willen des Mannes untergeordnet hatte, zu entkommen. Berufstätigkeit kann also sehr wohl Emanzipation bedeuten, aber Frauen können sich auch ohne Berufstätigkeit emanzipieren und eine gleichgewichtige und anerkannte Rolle in der Paarbeziehung erreichen. Die Berufstätigkeit ist nicht der einzige Weg, eine Machtbalance herzustellen. Das kann eine Hausfrau genauso. Wichtig ist nur, dass sie es tatsächlich schafft.

Kapitel 7

„Ich will dir nahe sein"
Die vierte Säule der Liebe: die emotionale Beziehung

Die landläufige Vorstellung von Liebe ist einfach. Danach bedeutet Liebe, sich zu einem Menschen unwiderstehlich hingezogen zu fühlen und ihn so gern zu haben, dass wir immer bei ihm sein möchten. Dabei ist Liebe ein vielfältiges und schillerndes Gefühl. Fast alle Erwachsenen kennen den Zustand, verliebt zu sein oder zu lieben. Den meisten Menschen bedeutet dieses Gefühl außerordentlich viel. In unserer Kultur bedeutet es für Paarbeziehungen sogar die unerlässliche Voraussetzung. Nur die Liebe gilt als ausreichender Grund, eine Partnerschaft einzugehen. Dabei sind wir uns einig, dass wir unsere Liebe daran erkennen, dass wir euphorisch sind, sexuelle Wünsche haben und mit der anderen Person verschmelzen möchten. Wenn diese Symptome vorliegen, dann nennen wir das „Liebe" im romantischen Sinne. Unter der eher partnerschaftlichen Komponente verstehen wir dagegen, dass wir den Partner mit all seinen Stärken und Schwächen annehmen. Das äußere Symptom für die partnerschaftliche Komponente ist, dass man zu einem Paar geworden ist, das gemeinsam durchs Leben geht.

Dass eine Liebe auch auf der Basis der partnerschaftlichen Komponente und anfangs ohne romantische Gefühle entstehen und wachsen kann, hat uns das Beispiel von Eugen und Maria in Kapitel 4 bereits gezeigt. Beide werden uns auch in diesem Kapitel noch einmal begegnen.

Aber wir verbinden mit Liebe nicht nur positive Aspekte. Liebe ist nach den herrschenden Vorstellungen zugleich etwas Mystisches, das Blindheit, Schmerz und Hilflosigkeit hervorrufen kann. Liebe lässt sich nicht erklären und wir können uns nicht gegen sie wehren. Wir brauchen sie aber, weil sie unserem Leben Sinn gibt. Liebe hat auch vieles mit tiefer Freundschaft gemeinsam. Daraus resultiert, dass das Vertrauen zum Partner eine besonders wichtige Komponente der Liebe ist. Liebe ist also eine sehr komplexe emotionale Beziehung.

Die romantische Komponente der Liebe verschafft uns angenehme Erfahrungen, aber sie ist auch mit Vorsicht zu genießen. Die romantische Komponente der Liebe stellt eine gegenseitige Bindung her, die nicht kontrollierbar ist und zu einer Verschmelzungsvorstellung führt. Aus dieser emotionalen Bindung erwachsen für ein Paar verschiedene problematische Zustände.

Zuerst einmal können sich beide geirrt haben, vielleicht hat sich auch nur einer von beiden geirrt. Vielleicht hat „er" oder „sie" ein eher oberflächliches Gefühl des Verliebtseins mit Liebe verwechselt. Ein solch komplexes Gefühl zu identifizieren ist schließlich nicht einfach. Übrigens unterscheiden Frauen nach unseren Befragungen stärker zwischen Liebe und Verliebtheit als Männer. Ob sie aber die Gefühle besser, das heißt realitätsbezogener unterscheiden können, ist eine andere Frage. Jedenfalls kann die romantische Seite der Liebe dazu führen, dass wir unseren Partner verklären. Wir müssen uns also bewusst machen, dass die romantische Komponente der Liebe und die damit einhergehende große Verliebtheit zu Fehleinschätzungen führen kann, weil die partnerschaftliche Komponente fehlt oder nicht ausreichend entwickelt worden ist.

Ein zweites Problem der romantischen Liebe ergibt sich, wenn sich zwei Menschen unterschiedlich stark lieben. In einer dauerhaften Beziehung sollten sich die Partner vergleichbar tief lieben, damit die Bindung auf beiden Seiten gleich stark ist. Nur dann werden sich beide Partner mit gleichem Engagement darum bemühen, die Liebe aufrecht zu erhalten. Ist die Bindung unterschiedlich stark, so bringt das ungleiche Machtverhältnisse mit sich, was wiederum zu zahlreichen Auseinandersetzungen führen kann.

Ein weiteres Konfliktfeld – und damit sind wir bei der vierten Säule der Liebe angelangt – betrifft die Nähe und die Distanz, die sich Partner voneinander wünschen. Wie sehr bewahrt „er" oder „sie" seine oder ihre Eigenständigkeit in der Beziehung und wie stark passt er oder sie sich an? Das Problem von Nähe und Distanz bezieht sich also darauf, wie wir die emotionale Bindung zum Partner gestalten. In dieser Frage können die Partner sehr unterschiedliche Vorstellungen entwickeln. Dabei muss eine größere Distanz nicht weniger Liebe bedeuten. Sie ist zunächst lediglich ein Verhaltensstil und ein Bedürfnis, das die gewünschte Nähe steuert. Wenn „er" beispielsweise ein viel größeres Bedürfnis nach Nähe hat als „sie", dann heißt das nicht, dass er sie mehr liebt als sie ihn. Aus dem Wunsch nach Nähe können wir also nicht schließen, wie sehr wir geliebt werden.

Wenn wir uns verlieben und uns schließlich entscheiden, eine Partnerschaft einzugehen, werden wir ganz automatisch die Nähe des anderen suchen. Im Laufe der Zeit müssen Paare dann aber gemeinsam das richtige Maß finden, das den Bedürfnissen auf beiden Seiten gerecht wird und das beide Partner als Ziel verwirklichen können.

Obwohl große Distanz ein Hinweis auf geringere Liebe sein kann, so folgt aus der größeren Distanz nicht automatisch eine geringere emotionale Bindung. Menschen haben ein sehr unterschiedliches Bedürfnis nach Nähe. Eine Nähe, die dem einen angenehm ist, empfindet der andere vielleicht als beengend. Wie viel Zeit sollten wir miteinander verbringen? Sollten wir alles gemeinsam machen oder können wir auch getrennt Freunde besuchen? Sollten wir viel oder wenig über die Dinge im eigenen Beruf reden? Belasten wir dadurch unseren Partner nicht zusätzlich? Auf diese und noch viele andere Fragen müssen wir Antworten finden. Diese Antworten lenken unser Verhalten, das wir auch immer wieder korrigieren und neu abstimmen sollten, weil sich unsere Ansprüche und Bedürfnisse immer wieder ändern.

Bei der ersten Säule der Liebe geht es um unsere Gesten und unser Verhalten gegenüber dem Partner. Durch unsere Gesten erfährt der andere, dass wir ihn lieben, und die Gesten stärken die Liebe. Liebe *entsteht* zwar nicht durch die Nähe, die wir dem Partner zeigen, aber sie bleibt auf diese Weise erhalten. Gleichzeitig bleibt die Frage, ob das Gefühl der Liebe im Laufe einer Beziehung an Intensität und Qualität verliert oder ob die emotionale Beziehung eine Konstante ist. Letzteres wird häufig unterstellt. Danach entsteht Liebe automatisch, spontan und ohne jede Kontrolle und bleibt dann bis ans Lebensende unverändert erhalten. Diese Vorstellung ist falsch. Richtig ist, dass die Qualität der romantischen Liebe von der Dauer der Beziehung abhängt. Die romantische Liebe nimmt also mit der Zeit ab, was nicht heißt, dass die Liebe abgewertet wird. Sie verändert sich vielmehr in ihrer Qualität. Die romantischen Anteile gehen zurück, die partnerschaftlichen Anteile wachsen.

Kino und Fernsehen führen uns ständig vor Augen, wie glückliche und verliebte Paare agieren. Natürlich wird uns dabei ein einseitig romantisches Bild der Liebe vorgeführt. Dazu ein Beispiel.

> Doris, seit 15 Jahren mit Ingo verheiratet, stellt fest, dass ihre Beziehung ganz anders aussieht als die Beziehungen der zahlreichen Traumpaare, die sie aus Fernsehserien und Zeitschriften kennt. Sexuell fühlt sie sich in ihrer Beziehung nicht mehr so erfüllt wie am Anfang ihrer Ehe. „Aber besonders aufregend bei uns war es eigentlich noch nie." Doris kommt zu dem Schluss, dass es sich nicht mehr lohnt, die Ehe mit Ingo aufrecht zu erhalten. „Wir leben zwar zusammen, aber romantisch kann man unsere Beziehung nicht gerade nennen." Doris ist aber

nicht nur mit ihrer Ehe unzufrieden. Sie erkennt auch, dass sie in keiner Weise an das Bild der selbstbewussten erfolgreichen Frau heranreicht, wie es in unserer Mediengesellschaft propagiert wird. Doris stellt fest, dass sie sich nicht selbst verwirklicht hat und dass sie auch nicht so unabhängig ist, wie es doch ihrer Ansicht nach erstrebenswert wäre. Es erscheint ihr daher konsequent, ihre Partnerschaft aufzugeben und sich um eine neue zu bemühen. Sie ist stolz, dass sie endlich den Mut hat, sich aus ihrer mittelmäßigen Bindung zu lösen und einen neuen Anfang zu wagen. In der neuen Beziehung hofft sie dann das Glück zu finden, das in ihrer alten Beziehung verloren gegangen ist oder das sowieso nie in genügendem Maße da war.

Doris hat offensichtlich das in den Medien propagierte Bild einer Beziehung zum Maßstab ihrer eigenen Ehe gemacht. Sie ist übrigens kein Einzelfall. Solche von den Medien bestimmten Traumbilder sind in der Eheberatung recht häufig anzutreffen. Sie sind dann aber auch vergleichbar leicht zu korrigieren und stellen eher Oberflächenprobleme dar, die gut zu behandeln sind.

Trotzdem steht die emotionale Beziehung zueinander natürlich im Zentrum einer Partnerschaft. Aus ihr speisen sich die vielen Anpassungsprozesse, Toleranzen und die Vertrautheit, die in einer Paarbeziehung notwendig sind. Hätte sich Doris klar gemacht, in welchem Maß sie ihrem Partner tatsächlich emotional verbunden ist und hätte sie ihre Liebe dabei nicht an medialen Phantasieprodukten gemessen, hätte sie ihre Beziehung zu Ingo vielleicht ganz anders eingeschätzt. Sie hätte dann wahrscheinlich auch Werte wie Vertrauen und Toleranz in ihre Bewertung mit einbezogen.

Es ist für uns alle wichtig, dass wir uns häufiger verdeutlichen, wie groß unsere emotionale Bindung zum Partner eigentlich ist. Es kann nämlich passieren, dass wir durchaus noch tiefe Gefühle zu unserem Partner hegen, diese aber aufgrund vieler äußerer Einflüsse „verschüttet" sind. Deshalb ist es auch so wichtig, sich an die Gefühle der Vergangenheit zu erinnern und zu schauen, was von diesen Gefühlen noch übrig geblieben ist. Oft ist noch weit mehr vorhanden, als uns bewusst ist. Vergrabene Gefühle lassen sich natürlich nur dann wieder aktivieren, wenn das Gefühl der Liebe nicht schon so stark in den Hintergrund gedrängt worden ist, dass es kaum noch zu erkennen ist. Auf jeden Fall sollten wir uns vor unrealistischen Maßstäben hüten, die die Gesellschaft uns aufdrängt. Auch hier sollten wir unseren Verstand einsetzen, um unsere Liebe zu erhalten. Wenn wir unsere eigenen Maßstäbe finden und anhand dieser Maßstäbe prüfen, was wir tatsächlich aktuell in unserer Beziehung empfinden, kann es durchaus sein, dass sich Probleme, wie zum Beispiel Doris sie entwickelt hat, gar nicht stellen.

Aus zahlreichen psychologischen Untersuchungen ist bekannt, dass Menschen in eine sogenannte „kognitive Dissonanz" hineingeraten, nachdem sie zum Beispiel jemandem das Ja-Wort gegeben haben. Das heißt, dass wir uns fragen, ob die Entscheidung für den Partner wirklich richtig war. Diese Ambivalenz kann bei manchen Personen sehr lange anhalten, was mitunter sogar eine enge Bindung verhindert. Generell stellt sich immer die Frage, ob wir uns festlegen wollen oder ob wir nicht doch unsere Freiheit bewahren sollten. Die Frage, ob wir wirklich den richtigen Partner ausgewählt haben, ist ganz natürlich angesichts der Tatsache, dass wir uns gegen so viele andere mögliche Partner entschieden haben. Wie wir mit dieser Unsicherheit umgehen, ist entscheidend für die Nähe, die wir zu unserem Partner anstreben. Wir können bis an unser Lebensende den potentiellen Verlusten nachtrauern oder uns eindeutig für die gewählte Beziehung entscheiden, auch mit der Konsequenz, dass es keine anderen Partner mehr geben wird. Wir haben sie oder ihn gewählt und stehen zu dieser Wahl, ohne weitere Dissonanzen zu erleben. Die Idee, dass wir alle Entscheidungen auch korrigieren können, gilt natürlich nur bis zu einem gewissen Grade. Wenn wir uns eindeutig und endgültig für unseren Partner oder die Partnerin entscheiden und dabei eine Abkehr von diesem Entschluss für uns ablehnen, verstärkt das die Bindung an den Partner erheblich. Denn nur wenn wir uns wirklich eindeutig entschieden haben, sind wir auch bereit und in der Lage, so viel Energie wie möglich in die Beziehung zu investieren. Viele von uns verschließen aber die Augen vor der Tatsache, dass eine Bindung eine endgültige Angelegenheit sein könnte oder versuchen sogar eine gewisse Distanz zum Partner aufrechtzuerhalten, weil sie den Gedanken der Endgültigkeit nicht ertragen können. Dass eine Partnerschaft eine lebenslängliche Bindung bedeuten kann, ist in unserer Gesellschaft für viele ein ebenso großes Tabu wie der Gedanke an Alter oder Tod. Wenn wir eine feste Beziehung eingegangen sind, lassen sich manche Dinge eben nicht mehr korrigieren, weil eine Partnerschaft auch Grenzen setzt. Wenn wir 20 Jahre lang verheiratet waren und in dieser Zeit drei Kinder gezeugt und erzogen haben, ist das eine Tatsache, die wir nicht mehr verändern können, ebenso wenig wie wir die Verantwortung für die gegründete Familie leugnen können.

Diese Grenzen, die sich in einer Partnerschaft ergeben, erzeugen aber auch Vertrauen, Sicherheit und Geborgenheit. Natürlich würden wir am liebsten alles gleichzeitig haben, und deshalb ist es nicht verwunderlich, dass wir vor der Endgültigkeit getroffener Entscheidungen zurückschrecken. Die Endgültigkeit der Entscheidung zum Beispiel, eine Familie zu gründen, können wir erst akzeptieren, wenn wir unsere eigene Lebensgestaltung neu definiert haben und dabei akzeptiert haben, dass andere Inhalte – zum Beispiel die Erziehung der Kinder – wichtiger geworden sind als die Freiheit, beliebig neu anfangen zu können und alle Entscheidungen korrigieren zu können.

Ein weiteres bekanntes Phänomen aus der Psychologie, das wir in Kapitel 4 bereits kurz erwähnt haben, ist die Verbindung von Gedächtnisinhalten mit Objekten, Orten und Zeremonien. Suchen Paare gezielt gemeinsam Orte auf, die ihnen lieb und teuer sind, hören sie gemeinsam ihre Lieblingsmusik oder gestalten sie ihre Küche so, dass sie sich an ihre erste gemeinsame Studentenbude erinnert fühlen, kann das dazu führen, dass die Gefühle der anfänglichen Liebe neu entfacht werden oder dass wir diese Gefühle leichter wieder hervorrufen können (Kraft-Alsop, 1996). Indem wir solche Symbole für unsere Liebe finden und sie nutzen, schaffen wir ein Klima für die Beziehung, das sich selbst verstärkt. Lieblingsorte, Lieblingsmusik oder andere Symbole unserer Liebe können also helfen, unsere Liebe zu verstärken. Wir können gezielt etwas unternehmen, um unsere Liebe zu erhalten und um die Unsicherheit darüber, ob wir wirklich den richtigen Partner gewählt haben, abzubauen. Bekanntlich lesen Autokäufer nach einem Autokauf besonders häufig und intensiv die Werbung, um sich zu bestätigen, dass sie die richtige Wahl getroffen haben und um eventuelle Unsicherheiten über die Entscheidung abzubauen. Die Werbung hilft ihnen also, sich von der Richtigkeit der Wahl zu überzeugen.

Es ist zwar richtig, dass wir die Liebe nicht erzeugen können, aber wir können sie neu aktivieren, indem wir sie gezielt unterstützen. Denn das Gefühl der Liebe ist ja in unserem Gedächtnis gespeichert und es ist dort mit Objekten verbunden. Diesen Lernmechanismus können wir nutzen, um die Liebe zu erhalten.

Die Beziehung zwischen Tanja (33) und Sven (39) begann stürmisch. „Wir waren auf einer Wellenlänge", sagt Tanja. Ihr gefiel an Sven damals, was ihr auch nach zehn Jahren immer noch gefällt: „Er ist sehr unternehmungslustig, sehr spontan, sehr unkompliziert. Er war jemand, der von Anfang an seine Gefühle mir gegenüber offen gezeigt hat." „Sie sieht so süß und hübsch aus", sagt Sven über seine Frau. „Sie hat viele Ideen, will viel unternehmen. Und sie ist zuverlässig, sehr verbindlich und sehr ehrlich." Da Sven und Tanja beide berufstätig sind, sehen sie sich tagsüber wenig. Ihre Freizeit verbringen sie zum großen Teil gemeinsam, gehen spazieren, einkaufen, unterhalten sich. „Das finde ich auch immer wieder sehr schön, dass sie meine Nähe sucht, daran interessiert ist, dass wir was gemeinsam machen", sagt Sven. „Wir suchen sehr bewusst nach gemeinsamen Sachen und bauen sie in unser Leben ein."

Beide sagen, ihr Bedürfnis nach Nähe sei gleich. „Wir wollen möglichst viel zusammen unternehmen", so Tanja. Es gebe aber auch Dinge, wo jeder seiner Wege gehe. Sven fahre Fahrrad, sie nicht. „Dann bleibe ich eben zu Hause." Tanja besucht alleine Kurse an der Volkshochschule und spielt ohne ihren Partner Tennis. So wie die beiden Wert auf finanzielle Unabhängigkeit legen, ist ihnen auch wichtig, dass jeder seinen persönlichen Bereich hat. „Ich würde nie die CDs meiner Frau ungefragt benutzen oder ihre Bücher ausleihen. Da gibt's Sachen, die sind uns heilig." Nach Svens Worten wird seine Beziehung zu Tanja „jeden Tag stärker. Die Beziehung vergoldet sich, wird irgendwie wertvoller und reifer." Tanja: „Es verändert sich dadurch, dass man sich besser kennenlernt und die Vertrauensbasis größer wird." Eine Trennung von Tanja kann Sven sich nur schwer vorstellen. „Vielleicht, wenn Tanja sich total verändern würde – wenn sie zum Beispiel sehr egoistisch werden würde. Es gibt ja auch die Möglichkeit, dass man sich auseinanderlebt. Da gibt's keine Versicherung dagegen. Ich verdränge das nicht. Eine starke Krise wäre, wenn Tanja fremd gehen würde." Aber auch das wäre nicht zwangsläufig ein Scheidungsgrund, meint Tanja.

An diesem Beispiel erkennen wir die gelungene Balance zwischen Nähe und Distanz. Sowohl Tanja als auch Sven haben Bereiche, die weiterhin ihrer individuellen Kontrolle unterliegen und zu denen der Partner keine Zugangsberechtigung hat. Ebenso sind weder Tanja noch Sven zwanghaft darauf aus, die Freizeit gemeinsam zu verbringen, zumal beide auch unterschiedliche Interessen haben. Trotzdem wollen beide möglichst viel zusammen sein, was ihren Wunsch nach Nähe charakterisiert. Durch das gemeinsame Leben offenbaren sich beide einander in einer Weise, wie sie es keiner dritten Person gegenüber tun würden. Sie scheinen zu wissen, dass niemand sie so gut kennt wie der eigene Partner. Was für Sven und Tanja gilt, gilt dabei für uns alle. Es ist Tatsache, dass niemand uns so gut kennt wie der eigene Partner. Niemanden lassen wir so tief in unsere Intimsphäre eindringen wie den Partner. Nur er oder sie erfahren und erleben Dinge, die allen anderen verschlossen bleiben.

Sven und Tanja gehen davon aus, dass ihre Verbundenheit im Laufe der Zeit noch enger werden wird. Das heißt nicht, dass sie ihre Eigenständigkeit aufgeben müssten. Gerade die Mischung aus Unabhängigkeit und Bindung ist eine gute Voraussetzung, um dauerhaft glücklich zu sein. Im Falle von Sven und Tanja ist beiden sehr deutlich, dass sie sich gleichermaßen an die Beziehung gebunden fühlen.

Maria, die mit 35 Jahren den 50-jährigen Eugen heiratete, wollte keinen eingefleischten Junggesellen. „Mir gefiel, dass er ein geübter Ehemann und bewährter Vater war. Er war ein ganzer Mann, ein guter Vater, hatte Humor, war naturverbunden und bevorzugte eine natürliche Lebensweise. Wichtig war, dass er Norddeutscher war. Und natürlich hatte er auch ein Haus, und das war schön." Der heute 80-jährige Eugen, der Maria durch einen Briefkontakt kennengelernt hatte, sagt: „Mir gefielen das Foto und ihre Stimme am Telefon. Ich mochte

ihre Naturliebe und ihre Tüchtigkeit. Das Äußerliche war mir nicht so wichtig. Es kommt auf den Inhalt an." Von Anfang an habe zwischen ihnen Vertrauen und Sympathie geherrscht. Die Liebe zwischen ihnen sei dann allmählich gewachsen. Ihr Mann, so Maria, sei immer „fleißig" gewesen. Und doch habe er immer Zeit für die Familie gehabt. „Wenn ich sonntags arbeiten musste, merkte ich, dass irgend etwas nicht in Ordnung war", so Eugen. Heute, im Alter, haben die beiden mehr Zeit füreinander. „Jeden Tag gibt es schöne gemeinsame Mahlzeiten, und wir reisen auch mehr als früher."
Ihre Liebe habe sich in eine „tiefe Freundschaft" verwandelt, sagt Eugen. „Man freut sich, dass man zusammen am Frühstückstisch sitzen kann." Maria ist „dankbar, dass er mich geheiratet hat. Es ist doch schön, dass ich ihn habe." Selbst bei grober Untreue würde sie versuchen zu verzeihen, sagt sie. „Man muss doch Vertrauen haben." Heimlichkeiten hatten die beiden nicht. „Wir haben auch unsere Post gemeinsam gelesen." Und überhaupt: „Es ist nicht gut, dass der Mensch allein ist", so Maria.

Das Beispiel von Eugen und Maria zeigt uns zwei Menschen, die beide eine enge Beziehung wünschen. Diesen Wunsch verspüren übrigens fast alle Erwachsenen. Eugen und Maria haben ihn verwirklicht, obwohl sie gar nicht dem Idealbild der romantischen Beziehung entsprechen. Ist ihre Beziehung deshalb qualitativ schlechter? Wonach beurteilen wir Beziehungen? Sollten wir eher allein leben als in einer Beziehung, die nicht dem Romantik-Ideal entspricht? Oder ist es nicht vielmehr so, dass wir genauer darauf schauen sollten, was wir persönlich in unserem Leben für wichtig halten? Wir alle stehen vor der Aufgabe, die von außen an uns herangetragenen Werte zu hinterfragen. Immer wieder erkennen wir, dass besonders in individualistisch geprägten Kulturen, wie der europäischen und nordamerikanischen, die Menschen sehr konformistisch reagieren. Sie passen sich in einem großen Ausmaß an die etwa in den Medien propagierten Werte an und übernehmen diese als Richtschnur. Natürlich tun sie das freiwillig. Sie haben gar nicht das Gefühl, sich angepasst zu haben. Dennoch liegt eine starke Anpassung an die geltenden Wertvorstellungen vor. Das ist besonders dann problematisch, wenn wir kaum andere Beurteilungsmaßstäbe haben, was bei den meisten von uns der Fall sein dürfte. Denn normalerweise reden wir nicht über solche Wertorientierungen. Vielleicht haben wir noch nicht einmal intensiver über sie nachgedacht. Jede Paarbeziehung muss also ihre eigene Form und ihre eigenen Maßstäbe finden, die der Beziehung angemessen sind. Wir alle sollten uns davor hüten, uns kritiklos von gesellschaftlich propagierten Idealen leiten zu lassen.

Das heutzutage herrschende Ideal der romantischen Liebe gilt übrigens erst seit vergleichsweise kurzer Zeit als der alleinige Maßstab für eine Paarbeziehung. Erst seit etwa 150 Jahren werden Ehen nach diesem Ideal geschlossen, denn erst der Bildungsbürger konnte sich den Luxus einer romantischen Liebe erlauben. Erst seit höchstens 50 Jahren ist es so, dass Scheidung nicht mehr Diskriminierung – insbesondere der Frauen – bedeutet. Diese Zahlen zeigen, wie schnell und stark sich gesellschaftliche Wertmaßstäbe verändern können. Das wiederum berechtigt zu der Frage, wie verbindlich solche Wertmaßstäbe eigentlich sind und ob wir uns nach ihnen richten müssen. Deutlich sollte uns in diesem Zusammenhang aber auch sein, dass jede Abweichung vom Normverhalten zu einem Rechtfertigungsdruck führt.

Als Achim (48) vor 25 Jahren Bettina (45) kennenlernte, verliebte er sich auf Anhieb in sie und er fand es toll zu heiraten. Bettina sagt, ihre Liebe sei eher langsam gewachsen. „Ich schätzte seine Offenheit und seine Zielstrebigkeit und dass ich meine Freiheit hatte, alles das zu machen, was ich wichtig fand." Abgesehen von gemeinsamen Unternehmungen mit den Kindern hätten sie ihre Freizeit nicht zusammen verbracht. „Ich wüsste auch nicht, was er mit mir zusammen hätte machen wollen. Meine Anregungen, die ich später mal machte, wurden abgeblockt. Zusammen joggen? Nein. Er sagte, er hätte zu schwere Knochen." Achim lernte seiner Frau zuliebe ein Instrument spielen, um mit ihr zusammen musizieren zu können. Das habe sie aber als Problem empfunden, so Bettina. „Ich wollte sehen, dass es ihm selber Spaß macht und dass er es nicht für mich macht, aber das habe ich nicht so richtig klar empfunden." Aber letztlich seien es die sexuellen Probleme gewesen, die die Ehe zum endgültigen Scheitern gebracht hätten. „Wir waren beide nicht zufrieden, wir suchten beide mehr Nähe." Im Laufe der Zeit hätten sie zunehmend nebeneinanderher gelebt. Aber ohne den Seitensprung ihres Mannes würden sie wahrscheinlich heute noch zusammen leben, meint Bettina. Nach 17 Jahren Ehe ließen sich die beiden schließlich scheiden.

Ganz offensichtlich war der Seitensprung nur noch der Tropfen, der das Fass zum Überlaufen gebracht hat. Bettina und Achim haben es nicht geschafft, eine für beide ausreichende Nähe herzustellen. Sexualität kann ein Mittel sein, um auf kurze Zeit hin eine Nähe zu erreichen, die die im Alltag erlebte Distanz zumindest teilweise erträglich werden lässt. Bettina und Achim hatten diese Möglichkeit nicht. Sexualität ist häufig ein klares Symptom, das man heranziehen kann, um den Zustand der Beziehung zu messen. Wenn – neben anderen Bereichen – auch dieser Bereich anzeigt, dass man nicht zusammenpasst, ist eine Ehe kaum zu retten. Achim und Bettina haben schon sehr früh versäumt, ihre Gemeinsamkeiten zu entwickeln, wobei offensichtlich das gemeinsame Musizieren eher ein Konfliktfeld war als ein Erlebnis von Nähe.

Eine professionelle Hilfe könnte Beziehungen, die nach dem Muster von Bettinas und Achims Ehe ablaufen, wieder so aufbauen, dass beide glücklich werden könnten. Das setzt natürlich voraus, dass beide die Beziehung retten wollen. Eine gewisse Zeit der Trennung kann in solchen Fällen hilfreich sein, um zu verdeutlichen, was in der Partnerschaft vorhanden war und was in der Trennungsphase vermisst wird.

„Es hat auf Anhieb zwischen uns gefunkt", erinnert sich Elisabeth (62) an die Anfänge ihrer Beziehung zu Heinrich (74). Beide sind seit 30 Jahren verheiratet. Heinrich kann nicht genau sagen, was ihn zu Elisabeth hinzog. Auf jeden Fall gefiel ihm „ihre tolle Figur". Elisabeth schätzte „seine Erfahrung, und er war zuvorkommend, nett und sah gut aus". Was sie damals zu ihm hingezogen habe, sei auch heute noch wichtig. „Das ist auch das, was noch trägt." Sie denke oft an die ersten Jahre ihrer Ehe. „Am Anfang war das so eine ganz heiße Liebe, dass man es sich gar nicht anders vorstellen konnte. Und ich denke auch ganz oft daran zurück. Da ist so viel gewesen, und es ist ja auch noch viel da." Auch das Leben mit den Kindern sei schön gewesen. „Wir sind viel zusammen in Urlaub gefahren. Die Kinder sagen heute noch, wie schön das war."
Heute lebten sie und Heinrich eher nebeneinander her. „Ein Problem ist, dass wir schlecht über unsere Beziehung reden können. Mein Mann blockt da ab und geht weg. Das größte Übel ist, dass er dann lange nicht mehr mit mir spricht, tagelang, wochenlang. Ich möchte immer, dass man Probleme im Gespräch klärt, aber irgendwann verstumme ich dann auch." Oft seien es Kleinigkeiten, die dazu führten, dass ihr Mann nicht mehr mit ihr rede. Ihrem Mann täten solche Streitereien auch meist gleich wieder Leid, und er suche dann gerade in solchen Phasen ihre körperliche Nähe. „Er verdrängt die

Probleme einfach. Tagsüber streiten und nachts Zärtlichkeiten austauschen, so tun, als wäre nichts gewesen, das kann ich nicht. Und er kann das nicht verstehen. Ich versuche auch immer, ihm zu erklären, dass, wenn so Wochen des Schweigens sind, dann immer mehr abstirbt. Das ist ja eigentlich logisch. Aber das versteht er nicht." Ihr Mann habe sich immer mehr körperliche Nähe gewünscht. „Und mein Hauptwunsch ist, dass man mehr miteinander reden könnte. Mein Mann sagt oft ‚Ich dachte, du denkst …', und dann sage ich: ‚Du musst nicht denken, was ich denke. Du kannst mich doch fragen.'" Trotz dieser Probleme sei „immer noch eine Menge da, das merke ich. Sonst wäre ich nicht mehr hier." Zwei-, dreimal habe sie ihrem Mann vorgeschlagen, zu einer Beratung zu gehen. „Aber da kriegen Sie meinen Mann nicht mit hin. Wenn Sie ihn ansprechen würden, würde er sagen, wir hätten keine Probleme. Er verdrängt das."

Die meisten Menschen, die in Paarbeziehungen leben, wünschen sich vor allem, vom anderen verstanden zu werden. Dieser Wunsch wird aber nur dann Wirklichkeit, wenn die Partner sich austauschen und gemeinsam ihre Beziehung gestalten. Wenn Heinrich sich einen Austausch von Zärtlichkeiten wünscht, zeigt das auch teilweise seinen Wunsch nach Nähe. Diese Ausdrucksform von Nähe bleibt für Elisabeth aber inakzeptabel, solange sie keine Nähe im Gespräch und im gegenseitigen Verständnis erfährt. Deshalb kommt es zwischen den beiden zu erheblichen Missverständnissen. Dass Männer sehr viel weniger in der Lage sind, die Nähe zu ihrer Partnerin zu suchen, zeigt sich immer wieder. Viele Männer meiden Auseinandersetzungen und können sich nicht vorstellen, dass Gespräche Nähe erzeugen können. Sie haben regelrecht Angst vor solchen Gesprächen. Viele Männer meinen zudem, dass Eheprobleme, wie Elisabeth und Heinrich sie erleben, keinen Außenstehenden etwas angehen. Deshalb kommt für sie auch eine Beratung nicht in Frage. Solche Haltungen zu durchbrechen ist außerordentlich schwierig. In Beratungsgesprächen hat sich zum Vergleich das Bild des Autos bewährt, das wir regelmäßig zur Inspektion bringen, damit es funktionstüchtig bleibt. Die meisten von uns bringen den Wagen zur Werkstatt, damit Fachleute sich das Auto anschauen und entsprechend reparieren. Vergleichbares gilt für die Ehe. Auch sie braucht manchmal eine Inspektion von Fachleuten, sprich die Hilfe von Eheberatern. Warum sollte man mit verschlissenen Teilen fahren, wenn Ersatzteile eine viel bessere Funktionsfähigkeit erlauben? Warum sollten wir mit weniger Glück zufrieden sein, als wir bei entsprechender Beratung haben könnten? In einer Eheberatung passiert nichts, was die Partner nicht möchten. Außenstehende Fachleute wissen häufig viel besser zu helfen, als wir selbst es können. Deshalb ist eine Beratung in jedem Alter sinnvoll. Es zeugt von geistiger Frische und innerer Jugendlichkeit, auch im fortgeschrittenen Alter noch den Versuch zu unternehmen, die Ehe neu zu gestalten.

„Wir haben nie darüber gesprochen, ob sich jemand von uns mehr Nähe wünscht", sagt der 63-jährige Heinz. „Ich habe es damals so empfunden: Wenn man verheiratet ist, kann es gar nicht zu viel Nähe geben. Keiner von uns beiden hat gesagt: ‚Ich möchte mehr Zeit für mich'. Aber wir haben schon darauf geachtet, dass jeder seinen eigenen kleinen Bereich hatte. Gerda hatte ihr Atelier, in das sie sich zurückziehen konnte, und ich hatte auch meinen Raum, wenn ich noch viel zu lesen hatte." Gerda: „Für mich ist das aber auch nicht so kompliziert. Man hat Gemeinsamkeiten, muss aber dem anderen seine Privatsphäre lassen. Es ist falsch, sich auf der Pelle zu hocken. Man muss ein Gefühl dafür entwickeln, was der andere braucht." Heinz: „Wir haben uns da nicht überfordert."

Das Beispiel von Heinz und Gerda zeigt, dass ein größeres Maß an Distanz das Glück einer Ehe nicht gefährdet, sondern im Gegenteil erhöht. Die Liebe drückt sich nicht in einer immer währenden Verschmelzung aus. Sie braucht für viele auch individuelle Freiräume. Gerda und Heinz haben ihre eigene Balance gefunden, in der sie leben möchten. Vielleicht fragen sich Paare in vergleichbaren Konstellationen manchmal, ob sie den Partner eigentlich genug lieben, da sie nicht dauernd mit ihm zusammen sein möchten. Wenn wir unsere Eigenständigkeit bewahren möchten, folgt daraus noch nicht, dass wir nicht glücklich sind und den anderen nicht genügend lieben. Das Problem von Distanz und Nähe muss jedes Paar für sich selbst lösen. Es gibt keine Vorschriften. Unsere Berufswelt, die uns immer mehr an Mobilität abverlangt, wird uns vermutlich dazu zwingen, in Zukunft eher in größerer Distanz zum Partner zu leben. Gerda und Heinz haben aber ohne äußere Zwänge das für sie richtige Maß gefunden. Wichtig ist, dass wir das Problem von Nähe und Distanz in unserer Beziehung angehen, sofern es nicht bereits gelöst ist. Als generelle Problematik bleibt dieses Thema aber für alle Beziehungen wichtig und ist eine Aufgabe, die wir immer wieder neu lösen müssen.

Kapitel 8

„Gemeinsam sind wir stark" Die fünfte Säule der Liebe: die Abgrenzung nach außen und der Kontakt mit anderen

Zu Beginn einer Liebesbeziehung grenzen sich Paare gezielt von der Außenwelt ab. Sie stellen eine Intimität her, auch um ihrem Freundes- und Bekanntenkreis zu signalisieren, dass sie zusammengehören. Diese Phase kann jedoch nicht unbegrenzt andauern, denn jedes Paar lebt von Außenkontakten, die die Beziehung anregen. Ob beide Partner gemeinsam an Veranstaltungen oder Festen teilnehmen oder ob sie getrennt ihren Hobbies nachgehen, ist dabei nicht von großer Bedeutung. Entscheidend ist die Wirkung dieser Außenbeziehungen auf die Partnerschaft. Entscheidend ist, ob die Partner sich über die Erlebnisse austauschen, die sie getrennt voneinander erfahren.

Anregungen von außen sind schon deshalb notwendig, um nicht mit dem Partner die ständig gleichen Gespräche zu führen, und sie sorgen dafür, dass wir nicht das Interesse am Partner verlieren. Darüber hinaus ist nicht zu erwarten, dass unser Partner alle Vorlieben im gleichen Maß teilt, wie es zum Beispiel Freunde tun, mit denen wir vielleicht schon vor der Beziehung einige Freizeitaktivitäten geteilt haben. Der Partner kann nicht alle Ansprüche erfüllen, die wir für die Freizeitgestaltung befriedigt wissen möchten. Indirekt sollte er aber an unseren Aktivitäten beteiligt werden, indem wir von unseren Erlebnissen erzählen.

Wenn wir von Außenkontakten reden, meinen wir damit nicht nur Kontakte zu einzelnen Personen, die außerhalb der Paarbeziehung stehen, wie etwa Freunde, Kollegen und Verwandte. Außenkontakte können vielmehr auch Situationen sein, in denen das Paar mit den Anforderungen der Gesellschaft konfrontiert wird. All diese Außenkontakte können eine Beziehung auch belasten. Eine erhebliche Belastung von außen ergibt sich beispielsweise, wenn einer der Partner – nehmen wir einmal an, der Ehemann – plötzlich arbeitslos geworden ist. Aber selbst derart negative Einflüsse von außen können die Beziehung stärken, nämlich immer dann, wenn die Partner erkennen, dass sie sich auch in der Krise aufeinander verlassen können.

Wichtig ist, dass die Partner sich über alle ihre Außenkontakte austauschen. Dabei darf auch der Berufsalltag nicht ausgeklammert werden. Denn je mehr wir uns gegenseitig über unsere verschiedenen Lebensbereiche informieren, unsere Gefühle artikulieren und unser Verhalten erklären, desto besser kann der Partner sich in die Situationen hineinversetzen, die wir getrennt von ihm erleben. Auf diese Weise fällt es ihm leichter, uns zu verstehen und er fühlt sich nicht ausgeschlossen. Das wiederum erzeugt Nähe, denn im Regelfall können wir mit niemandem so offen und unzensiert reden wie mit unserem Partner. Dazu ein Beispiel:

> Hans fühlt sich im Kollegenkreis an seinem neuen Arbeitsplatz unsicher und geht zunehmend weniger gern ins Büro. Schließlich entwickelt er eine Strategie, um seine Position am Arbeitsplatz zu verbessern. Mit seinen Kollegen spricht er nicht über seine Probleme, denn ihnen gegenüber will er seine Unsicherheit auf keinen Fall preisgeben. Dagegen erzählt er seiner Frau von seinen unangenehmen Erfahrungen im Berufsalltag und berichtet, welche Erfolge er mit seinem veränderten Verhalten im Büro erzielt.

In dieser Situation kann die Partnerin Hans das Gefühl geben, in einem Umfang verstanden zu werden, wie er es von seinen Kollegen nie erwarten könnte. Dieses Verständnis zu zeigen ist eine der wichtigsten Funktionen, die ein Partner erfüllt. Wenn er oder sie Verständnis zeigt für unser Verhalten im sozialen Kontext, entlastet uns dies sehr – ganz besonders in frustrierenden Situationen. Dass er oder sie uns versteht, hilft uns auch, unsere eigene Persönlichkeit wertzuschätzen. Daneben können wir uns von unserem Partner Bestätigung holen, wie wir sie in dieser Weise von anderen nicht erhalten.

Umgekehrt haben wir aber auch die Möglichkeit, das Ansehen oder die Beliebtheit, die wir bei Freunden und Bekannten genießen, mit in die Beziehung einzubringen, um uns für den Partner oder die Partnerin attraktiver zu machen. Die Wertschätzung, die andere uns zukommen lassen, erhöht auch unsere Attraktivität für den Partner. Das Bild, das wir nach außen abgeben, wirkt also auf die Beziehung zurück. Der Partner beurteilt uns auch danach, wie andere uns sehen.

Im Fall von Hans fördert seine schwierige berufliche Situation die Paarbeziehung. Hans erkennt seine Partnerin als diejenige, die zu ihm steht und bei der er sich soziale Unterstützung holen kann, wenn es im Außenbereich „Beruf" nicht so läuft, wie er es sich vorstellt. Seine Frau erhält als einzige einen Einblick in diesen sehr wichtigen Bereich. Der Außenkontakt „Beruf", den Hans als eher bedrohlich erlebt, festigt also die Partnerschaft und klärt ihre Bedeutung ab. In vergleichbaren Fällen führen derart bedrohlich erlebte Außenkontakte dazu, dass die Paare sich mit ihrer Beziehung beschäftigen und sich der Bedeutung der Beziehung bewusst werden. Beides stärkt die Bindung zueinander.

Weil Außenkontakte die Paarbeziehung aber auch bedrohen können, hat unsere Gesellschaft Regeln entwickelt, die unsere Verhaltensweisen in diesem Bereich steuern (Witte & Sperling, 1995). Befragungen von Paaren haben gezeigt, dass dabei eine Regel eindeutig im Vordergrund steht: Wir erwarten vom Partner sexuelle Treue. Wird diese Regel durchbrochen, führt das zu einem starken Gefühl der

Verletzung. Auch wenn die Berichterstattung in den Medien uns ein anderes Bild vermittelt, so ist es doch so, dass die Regel der sexuellen Treue eher selten gebrochen wird. Dabei legen wir aber häufig unterschiedliche Maßstäbe an, was unser eigenes Verhalten und das des Partners betrifft. Während uns unsere eigene Untreue vielleicht nicht so dramatisch erscheint, sind wir tief verletzt, wenn der Partner dasselbe Verhalten an den Tag legt. Wir verhalten uns offenbar manchmal anders, als wir es von uns selber wünschen und auch vom Partner erwarten.

Weitere Regeln, die Paare laut der genannten Untersuchung als wichtig nannten, sind die folgenden:

1. Man sollte seinen Partner von Aktivitäten mit Freunden nicht ausschließen.
2. Man sollte sich bei persönlichen Problemen zuerst an seinen Partner wenden.
3. Man sollte sich bei Konflikten mit Freunden für seinen Partner einsetzen.
4. Man sollte seinem Partner nicht die guten Eigenschaften von Freunden vorhalten.
5. Man sollte seinen Partner nicht vor Freunden kritisieren.
6. Man sollte seinem Partner von allen Erlebnissen mit Freunden erzählen.

Die befragten Paare waren sich weitgehend darüber einig, dass Partner sich an diese Regeln halten sollten. Dabei gibt es Unterschiede zwischen den Geschlechtern. Frauen sprechen häufiger mit Freundinnen über die persönlichen Angelegenheiten ihrer Partnerschaft und schließen ihren Partner häufiger von Aktivitäten mit Freundinnen aus. Männer dagegen behalten die Erlebnisse in ihrer Partnerschaft eher für sich und schließen ihre Partnerinnen weniger häufig von Aktivitäten mit Freunden aus.

Übrigens scheint es so zu sein, dass Paare, die erst seit relativ kurzer Zeit (bis zu vier Jahre) zusammenleben, diese

Regeln strenger einhalten als Paare, die länger zusammenleben, und das ist gut so. Diese allmähliche Lockerung der Regeln stellt nämlich einen Anpassungsprozeß dar, der die Paarbeziehung stabilisiert und Konflikte vermeiden hilft. Die konsequente Einhaltung dieser Regeln, die unsere Gesellschaft bezüglich Paarbeziehungen entwickelt hat, halte ich – wenn man einmal die sexuelle Treue ausklammert – sogar für problematisch. So kann zum Beispiel gerade das Gespräch mit Freunden eine Beziehung klären und stärken, wie Untersuchungen gezeigt haben (Peter & Witte, 1984). Wir sollten diese Regeln also kritisch überdenken. Denn dass ein Paar sich an diese Regeln hält, heißt noch lange nicht, dass die Beziehung glücklich ist.

Wie bereits erwähnt, fällt es Männern insgesamt viel schwerer, über ihre Partnerschaft mit Freunden zu reden. Männer neigen zu der Ansicht, es gehöre sich nicht, im Freundeskreis Partnerprobleme zu erörtern. In diesem Punkt können Männer sicherlich von den Frauen lernen. Auf jeden Fall sollten sie akzeptieren, wenn ihre Partnerinnen in dieser Frage anderer Auffassung sind und sich auch anders verhalten.

Unsere Untersuchungen zeigen auch, dass die oben aufgelisteten Regeln zwar als soziale Orientierung dienen, aber innerhalb einer konkreten Paarbeziehung sehr verschieden betrachtet werden. Vielleicht wissen wir gar nicht, wie unsere Partnerin sich zu diesen Regeln verhält. Vielleicht haben wir niemals mit ihr darüber gesprochen und gehen einfach davon aus, dass sie die Regeln genauso beurteilt wie wir. Die Wirklichkeit kann aber ganz anders aussehen. Vielleicht meint die Partnerin zum Beispiel, dass sie bei Konflikten, die der andere mit Freunden hat, nicht eingreifen sollte. Leider ist es nicht so, dass wir unseren Partner und seine Ansichten im Laufe einer Beziehung immer besser einschätzen können. Und so verlassen wir uns auch in langjährigen Beziehungen vielfach auf das, was wir vom Partner vermuten, ohne es genau zu wissen.

Es bleibt festzustellen, dass wir leider viel zu wenig wahrnehmen, wie positiv Außenkontakte auf Paarbeziehungen wirken. Dabei können sie helfen, die Paarbeziehung zu stabilisieren. Wir sollten uns also nicht von sozialen Vorschriften oder geschlechterspezifischen Überlegungen davon abhalten lassen, Außenkontakte so zu nutzen, wie es uns gefällt und wie es der Beziehung zugute kommt. Wir sollten unseren persönlichen Überzeugungen entsprechend handeln und nicht einmal unbedingt versuchen, uns mit dem Partner perfekt darüber abzustimmen, wie wir mit Außenkontakten umgehen wollen, denn es ist kaum anzunehmen, dass sich zwei Menschen in dieser Frage bis ins letzte Detail einigen können. Wenn die Frau mit Freundinnen über ihre Partnerschaft reden will, der Mann solche Gespräche aber für sich ausschließt, so sollten beide die Freiheit haben, ihren Bedürfnissen und Überzeugungen entsprechend zu handeln. Wir sollten also den Mut haben, die in unserer Gesellschaft verbreiteten Vorstellungen, wie Paare Außenkontakte handhaben sollten, kritisch zu sehen. Vielleicht wenden wir aber diese gesellschaftlichen Regeln automatisch an, ohne uns dieser Tatsache bisher bewusst gewesen zu sein. Dann sollten wir uns gegebenenfalls bemühen, die Beurteilungsmaßstäbe so zu ändern, dass sie unseren Bedürfnissen besser entsprechen.

Außenkontakte bedeuten aber nicht nur eine Bereicherung, sondern können, wie wir bereits angedeutet haben, auch Stress mit sich bringen und uns persönlich so sehr belasten, dass wir diese Belastungen mit in die Partnerschaft hineintragen. Wenn der Partner unseren Erwartungen entsprechend reagiert und uns entlastet, so stärkt das die Beziehung. Reagiert der Partner aber nicht unseren Erwartungen entsprechend, beeinträchtigt das die Partnerschaft. Man stelle sich folgende Situation vor:

> Kai hat sich mit seinem Arbeitskollegen gestritten, fährt nach Hause und erzählt seiner Frau aufgebracht von dem

Geschehen. Zu seiner Überraschung stellt sich seine Frau auf die Seite des Kollegen. Kai fühlt sich unverstanden, ärgert sich über seine Frau und beginnt ihr Vorhaltungen zu machen. Seine Frau reagiert empört: „Ich werde doch wohl meine Meinung sagen dürfen."

In diesem Fall hat der Streit im Büro Meinungsverschiedenheiten zwischen dem Ehepaar aufgedeckt, die ihnen zuvor nie deutlich geworden waren. Es kann also durchaus sein, dass erst ein Einfluss von außen dazu führt, dass die Partner erkennen, wie verschieden sie eigentlich sind. In solchen Situationen sind Paare als System gefordert. Sie müssen gemeinsam über derartige Einflüsse reden, ihre Beziehung zueinander klar definieren und sich gezielt aufeinander einstellen. Diese höheren Anforderungen, vor die sich Paare in Krisenzeiten gestellt sehen, sind ein Grund dafür, dass die Scheidungsraten in solchen Situationen in die Höhe schnellen (Bleich & Witte, 1992). Denn es ist leider ganz und gar nicht der Regelfall, dass Krisensituationen Partnerschaften zusammenschweißen.

Eine erhebliche Belastung von außen ergibt sich beispielsweise, wenn einer der Ehepartner plötzlich arbeitslos geworden ist. Nehmen wir einmal an, es handelt sich um den Ehemann. Die Unzufriedenheit des Mannes aufgrund der äußeren Situation kann dazu führen, dass er Konflikte in die Ehe hineinträgt. Er glaubt vielleicht, dass seine Frau ihm die Schuld an der Arbeitslosigkeit zuschreibt. Er fühlt sich minderwertig, weil er seinen eigenen Anforderungen als Ernährer der Familie nicht mehr genügt. Vielleicht gewinnt er den Eindruck, dass Freunde und Bekannte ihn bemitleiden. Vielleicht leidet er unter seiner veränderten sozialen Stellung. Ob seine Gefühle real oder eingebildet sind, spielt dabei eine untergeordnete Rolle. Entscheidend ist, dass die Belastung von außen sich auf die Ehe auswirkt. Solche Krisensituationen legen sehr deutlich offen, wie die Beziehung zwischen den Partnern tatsächlich aussieht.

Hält in unserem Beispiel die Frau zu ihrem arbeitslos gewordenen Mann, stützt sie ihn? Oder fängt sie an sich zu fragen, ob er nicht tatsächlich ein ewiger Verlierer ist, der sie mit ins Unglück zieht? Allgemein gesprochen stellt sich also die Frage, ob die Beziehung tief genug ist, um auch Krisenzeiten durchzustehen, oder ob sie zerbricht, wenn das Verhalten der Außenwelt die Beziehung nicht stützt, sondern vielleicht sogar schwächt. So lange dieser Druck von außen fehlt, können Paare durchaus zusammenleben, ohne jemals genau geklärt zu haben, wie tief ihre Verbundenheit zueinander wirklich ist.

Aus dieser Tatsache könnten wir die Konsequenz ziehen, dass es vielleicht gut wäre, solche unfreiwilligen Klärungsprozesse gezielt herbeizuführen, um Klarheit über die Qualität unserer Beziehung zu erhalten. Im besten Falle würden wir erfahren, dass unser Partner uns auch in schwierigen Situationen unterstützt, und außerdem würde die Beziehung selbst stabilisiert werden, denn die gemeinsame Bewältigung schwieriger Lebenssituationen, so heißt es, schweißt zusammen. Wir lernen unseren Partner stärker schätzen und unsere Zuneigung vertieft sich. Natürlich wollen wir nicht so weit gehen, allen Partnerschaften belastende Stress-Situationen zu wünschen, um auf diese Weise die Beziehung zu stabilisieren. Wir können aber allen Paaren nur raten, sich gemeinsame Herausforderungen zu suchen, die sie dann auch gemeinsam bewältigen sollten. Das kann zum Beispiel die gezielte Unterstützung des Partners sein, der sich vorgenommen hat, erstmals an einem Marathon-Lauf teilzunehmen. In diesem Fall könnten wir seine Bemühungen verfolgen und seine Erfolge oder seine Misserfolge mit ihm teilen. Aber wir können uns auch gemeinsam als Paar Herausforderungen suchen, an deren Bewältigung beide Seiten aktiv und mit Spaß an der Sache beteiligt sind, wobei wir Misserfolge oder Rückschläge einkalkulieren sollten. Das kann eine gemeinsame Reise sein, das gemeinsame Erlernen eines Instrumentes oder der gemeinsame Waldlauf.

Wer glaubt, dass Paare solche Herausforderungen lieber meiden sollten, um die Harmonie in der Beziehung nicht zu gefährden, denkt zu kurz. Er verhindert nämlich, dass die Beziehung sich weiterentwickeln kann und verpasst die Chance, gemeinsam mit dem Partner oder der Partnerin Erfolge zu verzeichnen, die das Glück der Beziehung stärken. Die dabei entstehenden Außenkontakte verhindern darüber hinaus, dass unsere Beziehung sich abnutzt und in Routine erstarrt. Anforderungen abzuwehren ist also die falsche Strategie. Eine gute Strategie ist es dagegen, die richtige Dosierung zu finden, sofern wir überhaupt in der glücklichen Lage sind, das Maß der Anforderungen selbst bestimmen zu können. Denn in vielen Ehen ergeben sich diese Anforderungen zunächst in hohem Maß und ganz von selbst, zum Beispiel durch die Aufgabe, die Kinder zu erziehen. Sind die Kinder aber flügge geworden und ist auch sonst alles im Leben weitgehend geregelt, verändert das die Partnerschaft. Dass sich gerade in dieser späteren Phase viele Paare trennen, resultiert vor allem aus den fehlenden Anforderungen an die Zweierbeziehung, wie das folgende Beispiel zeigt.

Albrecht ist 45 Jahre alt, als er seine Frau in einer Nacht-und-Nebel-Aktion verlässt und zunächst zurück zu seinen Eltern zieht. Seine Ehefrau Martina und ihre beiden Kinder, 14 und 16 Jahre alt, sind fassungslos und können sich Albrechts Verhalten nicht erklären. Albrecht selbst weigert sich, sein Weggehen zu begründen. Er habe es einfach nicht mehr ausgehalten, ist das einzige, was er seiner Frau mitteilt. „Gerade jetzt, wo die Kinder fast groß sind und wir unser Haus endlich abbezahlt haben", klagt Martina. „Gerade jetzt hätten wir anfangen können, unser Leben zu genießen, und dann verschwindet er einfach." Albrecht kehrte nicht zu seiner Familie zurück. Ein halbes Jahr nach der Trennung zog er in die Wohnung seiner neuen Partnerin. Seine Kinder verweigern den Kontakt zu ihm. „Sie sprechen nicht darüber, aber es verletzt sie sehr, dass er uns einfach im Stich gelassen hat", sagt Martina.

Auch wenn letztlich unklar bleibt, warum Albrecht die Familie verlassen hat, so zeigt das Beispiel doch, dass das Fundament einer Paarbeziehung dadurch gefährdet werden kann, dass es keine gemeinsamen Aufgaben mehr zu bewältigen gibt. Das von manchen für erstrebenswert gehaltene Ziel, Anforderungen möglichst zu vermeiden, ist der falsche Weg. Der Glaube, ein stressfreies Leben bedeute Glück, ist eine Illusion. Vielleicht ist Albrecht vorwiegend aus Pflichterfüllung bei seiner Familie geblieben, die offensichtlich nichts von seinen Vorstellungen und Wünschen hinsichtlich einer glücklichen Beziehung wusste. Solches Verhalten von Männern ist nicht selten. Sie sprechen sich nicht aus, und selbst dann, wenn sie bereits die Konsequenzen gezogen haben, können sie ihr Verhalten nicht im Gespräch begründen. Augenscheinlich hat Albrecht aber vorher schon sehr gelitten, ohne irgendwelche Hinweise auf Veränderungswünsche zu geben. Beziehungen wie die von Albrecht und Martina werden durch die gemeinsame äußere Aufgabe zusammengehalten und nur durch diese. Das ist sicherlich keine gute Voraussetzung für eine glückliche Beziehung. Im Extremfall verschwindet der Mann für Jahre, obwohl er „eigentlich nur Zigaretten holen" wollte. In solchen Beziehungen wissen die Partner nicht genügend voneinander. Es fehlt der kontinuierliche Austausch darüber, was sie sich wünschen und welche Bedürfnisse sie haben.

Aber auch Martina geht von falschen Vorstellungen aus. Sie denkt, wenn es keine äußeren Anforderungen mehr gebe, könne man endlich „das gemeinsame Leben genießen". Forschungen belegen indes, dass ein mittleres Maß an Stress, was Ansprüche von außen betrifft, die beste Voraussetzung für eine glückliche Beziehung ist, denn Außenkontakte dieser Art stellen eine Herausforderung dar und fördern die Gemeinsamkeit zweier Partner. Außenkontakte sind also ein wichtiger Faktor für eine glückliche und erfüllte Beziehung. Die Öffnung nach außen ist mitbestimmend für die Prozesse, die innerhalb der Beziehung ablaufen.

In welchem Maß die Art der Außenkontakte darüber entscheiden kann, ob eine Partnerschaft scheitert oder sich positiv weiterentwickelt, zeigen folgende Beispiele:

„Wir neigen dazu, Kontakte nicht sonderlich zu pflegen", sagt Norbert (42), der seit zehn Jahren mit Anne verheiratet ist. „Wir haben ein paar gute Freunde. Aber wir hatten auch miteinander so viele Probleme, dass wir Freundschaften vernachlässigt haben." Bei ihm vermische sich sein Freundeskreis zudem stark mit seinem beruflichen Engagement. „Ich arbeite zu Zeiten, in denen andere Freizeit haben. Ich arbeite viel mit Menschen zusammen. Das kostet Energie, und dann bin ich auch froh, wenn ich zu Hause bin und meine Ruhe habe." Anne sagt, sie sei kein sehr geselliger Typ. Außerdem sei es ihr in ihrer Wohnung zu eng, um viele Freunde einzuladen. Norbert sagt, er glaube ihr diese Begründung nicht. „Das ist doch nur ein Vorwand."

Weil ihr Mann viel unterwegs ist, nimmt sich Anne immer mal wieder vor, sich ihren eigenen Freundeskreis aufzubauen. „Das klappt in Ansätzen, aber ich merke auch, dass ich durch meinen Beruf und mit den Kindern zu wenig Energie dafür habe. Vielleicht brauche ich aber einfach nicht so viele Kontakte." Anne wirft ihrem Mann manchmal vor, dass er immer Zeit für seine Verwandten habe, immer Zeit finde, zu Familienfesten zu fahren. „Aber dafür, dass wir zwei mal etwas gemeinsam unternehmen, ist nie Zeit."

Norbert redet manchmal über seine Beziehung zu Anne mit Freunden. Anne nie: „Ich habe schon das Bedürfnis danach, aber ich habe immer das Gefühl, dass ich ihn anschwärzen würde, und das finde ich schwierig, vor allen Dingen bei gemeinsamen Bekannten, die meinen Mann doch alle so nett finden. In meiner Verwandtschaft ist es auch so, dass man über Eheprobleme nicht spricht. Im Grunde wollen alle doch nur hören, dass alles gut klappt."

Offensichtlich haben Norbert und Anne Probleme, was den gemeinsamen Außenkontakt betrifft. Die Außenkontakte finden vorwiegend im Verwandtenkreis oder im beruflichen Kontext statt. Die gemeinsame Freizeitgestaltung der beiden lässt zu wünschen übrig. Norbert vermutet sogar, dass Annes Zurückhaltung, Freunde einzuladen, einen besonderen Grund habe, den sie aber nicht nenne. Er hat also das Gefühl, dass es Themen in der Beziehung gibt, die im Gespräch ausgeklammert werden. Vielleicht glaubt er, dass Anne meint, er passe nicht zu ihren Freunden. Zumindest scheint er es ihr übel zu nehmen, dass sie keine Gäste nach Hause einlädt. Gleichzeitig ist es ihm aber offensichtlich auch angenehm, weil er auf diese Weise seine Ruhe hat. Norbert scheint ausreichend Kontakte zu anderen Menschen zu haben, was auch daran zu liegen scheint, dass der Beruf ihn dazu zwingt. Offensichtlich ist er auch in der Lage, diese Kontakte so zu gestalten, dass er bei vielen Menschen beliebt ist.

In dieser Beziehung haben wir einmal eine Umkehrung der üblichen Verhältnisse, was die Art und Weise angeht, wie sich Norbert und Anne Dritten gegenüber zu ihrer Partnerschaft äußern. Norbert, der eher extravertiert ist, redet mit Freunden mehr über seine Beziehung als Anne. Das liegt offensichtlich auch daran, dass es Norbert leicht fällt, Kontakte zu pflegen. Die eher introvertierte Anne hat dagegen mehr Schwierigkeiten. Beide werden dieses Problem der gemeinsamen Freundschaftsbeziehungen und der gemeinsamen Freizeit lösen müssen, wenn sie ihre Beziehung stabil halten wollen, denn beide haben aus ihrer mangelnden

Abstimmung offensichtlich bereits den Schluss gezogen, dass sie nicht mehr so glücklich miteinander sind, wie sie es eigentlich erwarten. Interessanterweise hat Anne, wenn sie mit Dritten über ihre Beziehungsprobleme redet, das Gefühl, dass sie ihren Mann, der im Bekanntenkreis beliebt ist, anschwärzt. Anne ist sich sehr bewusst, dass ihr Mann im Freundeskreis sehr beliebt ist. Dieses positive Bild möchte sie nicht gefährden, vielleicht auch deshalb nicht, weil sie ja schließlich auch davon profitiert, einen so netten Mann zu haben. Sie besitzt aber möglicherweise keine Freundin außerhalb des gemeinsamen Bekanntenkreises, mit der sie die Eheprobleme diskutieren könnte, ohne dass das positive Bild ihres Mannes eine Rolle spielen würde. Eine solche Freundschaft könnte aber sehr bereichernd für die Ehe sein, weil Anne dann die Möglichkeit hätte, sich mit einer solchen Freundin als einer unabhängigen Betrachterin über die eigene Sicht auszutauschen. Ein derartiger Gedankenaustausch könnte ihr helfen, sich verstanden zu fühlen, was besonders wichtig ist in Situationen, in denen man sich vom eigenen Partner unverstanden fühlt.

Sven (39) und Tanja (33), die einen großen Teil ihrer Freizeit gemeinsam verbringen, sagen, sie hätten keinen großen Freundeskreis. „Wir sind mit vielen in Kontakt, aber wir sind keine Feten- oder Cliquenmenschen", so Tanja. „Manchmal hätten wir gerne noch mehr Freunde", meint Sven. Tanja brachte ein paar Freunde aus ihrer Schulzeit mit in die Beziehung. „Unsere Freundeskreise sind zusammengewachsen." Svens Familie betrachtet sie in erster Linie als „seinen Kontakt", was Sven auch akzeptie

Sowohl Sven als auch Tanja reden über ihre Beziehung mit Freunden. „Ich mache mir aber zur Regel, dass ich Probleme zuerst mit Sven berede. Ich möchte nicht, dass er Sachen von hintenherum hört", sagt Tanja.

Viele Paare wünschen sich einen Freundeskreis, auf den sie zurückgreifen können, ohne große Feste organisieren zu müssen. Diese Form der sozialen Integration verschafft uns das Gefühl der Geborgenheit und der Zugehörigkeit zu einer Gruppe. Manchmal stellt die Großfamilie diese Gruppe dar. Das ist jedoch eher die Ausnahme, weil die Großfamilie mit ihren unterschiedlichen Generationen schon aus Gründen der unterschiedlichen Wertvorstellungen auseinandergebrochen ist. Heute sind es vor allem die Gleichaltrigen, die unseren Freundeskreis ausmachen. Ausgedehnte Freundeskreise sind heutzutage aber eher selten geworden.

Die in unserer Gesellschaft geltenden Regeln, wie Paare den Kontakt zu Freunden handhaben sollten, werden auch in der Beziehung von Sven und Tanja deutlich. Die beiden reden zum Beispiel erst dann mit Dritten über Probleme in ihrer Beziehung, wenn sie sich zuvor untereinander ausgetauscht haben. Größere Probleme in der Gestaltung der Außenkontakte haben die beiden anscheinend nicht. Möglicherweise ist der Wunsch, noch mehr Freunde zu haben, auch gar nicht ihren persönlichen Bedürfnissen entsprungen, sondern von außen an sie herangetragen worden. Vielleicht haben sie das Gefühl, dass ihre Umgebung mehr Geselligkeit von ihnen erwartet, ohne dass sie selbst einen ernsthaften Mangel verspüren, was ihre sozialen Kontakte betrifft. Vielleicht fühlen sie sich durch ihre gemeinsame Freizeitgestaltung so ausgefüllt, dass ihr Bedarf nach Außenkontakten gedeckt ist.

Thies (38) und Silke (34) hatten während ihrer Ehe, die schon nach sechs Jahren in die Brüche ging, jeweils ihren eigenen Freundeskreis. „Einige Freunde hatten wir gemeinsam", so Silke, „aber als unser erstes Kind da war, wurden die Kontakte seltener. Ich war diejenige, die sich um die Pflege der Freundschaften gekümmert hatte. Es musste ja immer ein Babysitter organisiert werden, damit wir überhaupt mal etwas machen konnten. Das lag auf meinen Schultern. Und eigentlich war es auch nicht drin, einen Babysitter zu bezahlen." Großeltern, die das berufstätige Paar hätten entlasten können, gab es nicht. „Und bei vielen unserer Freunde, die keine Kinder hatten, haben wir auch gemerkt, dass sie gar kein Verständnis für unsere Situation als junge Eltern hatten."

Die Situation von Thies und Silke zeigt ein typisches Problem junger Eltern, insbesondere junger Mütter, die plötzlich an das Haus gebunden sind und kaum noch ihren Freizeitinteressen nachgehen können. Selbst der Besuch von Freunden fällt schwer. Diese Isolation zieht vielfältige Probleme nach sich, die eine Paarbeziehung erheblich belasten. Das Paar ist in einer solchen Situation zu eng aufeinander bezogen. Es fehlen die Außenkontakte, die die Beziehung anregen und bereichern könnten.

Die Situation junger Eltern, die keine Verwandten in der Nähe haben, ist zwar unbestritten schwierig, aber sie stellt kein unlösbares Problem dar. Das Problem mit Freunden, die sich nicht auf die neue Situation einstellen können, kann unter Umständen auch von dem Anspruch der Eltern herrühren, die Freunde nicht belasten zu wollen. In diesem Zusammenhang lassen sich aber zahlreiche Lösungen finden, die für alle akzeptabel sind. Allerdings müssen die Eltern mit ihren Freunden über ihre Probleme reden. Silke und Thies hätten sich dabei von der Vorstellung lösen sollen, dass sie niemanden mit ihren familiären Problemen belasten dürften. Auf jeden Fall lassen sich sicherlich zahlreiche Arrangements treffen, vorausgesetzt, die Eltern sind flexibel. Thies und Silke hätten die Verantwortung für das Kind besser aufteilen müssen, um die Pflege der Außenkontakte erfolgreicher zu steuern. Die beiden hätten das Babysitter-Problem sogar positiv nutzen können, indem sie sich beide dieser Aufgabe gestellt und gemeinsam nach Lösungen gesucht hätten. Auf diese Weise hätten sie sich ihre gemeinsame Liebe verdeutlichen können, denn Probleme, die Paare gemeinsam lösen, fördern die Beziehung.

Wenn junge Eltern sich ihr Kind gewünscht haben, ist davon auszugehen, dass sie die Probleme, die mit der Kindererziehung zusammenhängen, auch gemeinsam in den Griff bekommen. Ist das Kind dagegen vor allem deshalb gezeugt worden, um die Beziehung zu retten – was gar nicht selten vorkommt –, dann ist eine Trennung mit größerer Wahrscheinlichkeit zu erwarten, denn alle Stressfaktoren – wie zum Beispiel Probleme mit den Kindern – beschleunigen das Scheitern einer eher unglücklichen Ehe.

„Als ich Ende der sechziger Jahre geheiratet habe, war klar, dass ich den Beruf aufgebe. Heute weiß ich, dass das ein großer Fehler war, weil ich eigentlich nicht so zufrieden und glücklich war nur mit dem Haushalt", sagt die 62-jährige Marga. Dann seien schnell drei Kinder gekommen und sie seien aufs Land ins eigene Haus gezogen. „Da kannte ich niemanden. Und das mit drei kleinen Kindern. Es fuhren keine Busse und meine Verwandten waren alle weit weg." In den Kindergarten gingen ihre Kinder nicht. „Ich hatte ja keine Ahnung, dass es so etwas gab. Und ich dachte, die drei spielen so schön zusammen." Marga fühlte sich damals dauernd krank. „Ich bin ständig zum Arzt gerannt, aber der hat natürlich nichts gefunden. Das hat sich dann erst gebessert, als mein ältester Sohn zur Schule kam und ich Kontakte bekam." Heute habe sie ihre Freundinnen und fühle sich wohl in ihrer Umgebung. Aber damals sei sie auch nicht so offen gewesen wie jetzt. „Damals war ich sehr schüchtern."
Ihr Mann Fritz (69) hatte immer lange Arbeitstage. Abends war er oft im Sportverein aktiv. Marga: „Ich war ja so erzogen, dass die Frau eher zu Hause ist. Darüber, dass er so viel weg war, gab es auch nie Streit."
Heute haben die beiden einen gemeinsamen Freundeskreis, den Marga aufgebaut hat. „Aber daneben hat jeder

auch seine eigenen Freunde.“ Marga hat eine gute Freundin, mit der sie über ihre Eheprobleme redet. Fritz habe auch gute Freunde, „aber die würden nie miteinander über ihre Ehen sprechen“.

Offensichtlich haben Marga und Fritz von Anfang an in gewisser Distanz zueinander gelebt, was durch die langen Arbeitszeiten des Mannes womöglich gefördert wurde. Der Zeitmangel ließ ihnen nur wenig Raum für die gemeinsame Freizeitgestaltung. Über diese Situation haben die beiden offensichtlich nicht gesprochen. Marga war anfänglich nicht in der Lage, ihre Beziehung zu thematisieren und damit die Konflikte anzugehen. Sie hat in den Jahren ihrer Ehe einen schwierigen Weg zurückgelegt. Ihre allem Anschein nach psychosomatisch bedingten Beschwerden zeigen, welche Folgen mangelnder Kontakt zu anderen Erwachsenen haben kann. Nach und nach ist ihr die Integration in ein soziales Umfeld gelungen. Ein solches Umfeld darf übrigens nicht immer nur die Familie sein.

Interessant an diesem Beispiel ist auch, wie übernommene Werte die Beziehung gesteuert haben: Für Fritz und Marga bestand gar kein Zweifel, dass es für eine Familie das beste ist, wenn die Kinder im eigenen Haus im Grünen aufwachsen. Es galt, das Idyll einer heilen Familie zu verwirklichen. Eigene Bedürfnisse mussten zurückstehen. Gezielter nach den eigenen Bedürfnissen zu fragen, ohne sich dabei als Egoistin zu fühlen, fällt noch heute vielen Frauen schwer. Die Lösung liegt auch nicht im egoistischen Verfolgen eigener Wünsche, sondern darin, die eigenen Bedürfnisse angemessen zu berücksichtigen, ohne sie dominieren zu lassen. Man könnte darüber spekulieren, welche Form von Partnerschaft Marga und Fritz entwickelt hätten, wenn sie bereits zu Beginn ihrer Beziehung über ihre Probleme hätten sprechen können. Sicherlich ist es für das Paar selber müßig, sich diese Frage zu stellen, aber andere Paare, die vergleichbare Probleme haben, könnten sicher manche

Weichen anders stellen, um ihre Beziehung glücklicher zu gestalten, als es bei Fritz und Marga über längere Zeit der Fall war. Immerhin ist es den beiden gelungen, ihre Beziehung stabil zu halten und sogar harmonisch miteinander zu leben – auch weil Marga eigene Wege für sich gefunden und gleichzeitig ihren Partner mit einbezogen hat.

Dem 80-jährigen Eugen und der 65-jährigen Maria sind die Familienbande sehr wichtig. „Er will, dass ich mich für seine Heimat interessiere", sagt Maria. „Jeden Sommer fahren wir dorthin." Trotz der eigenen sieben Kinder haben beide immer sehr viel Besuch gehabt, der über die Verwandtschaft hinausging. „Das ist eine Hilfe, dass wir nicht immer nur unter uns sind. Manchmal herrscht dicke Luft, dann kommt Besuch, und alles ist wie weggeblasen." Eugen und Maria kümmern sich beide gleichermaßen um Kontakte. Beide leben nach der Devise, auch für andere da zu sein. So haben sich beide viel um behinderte Kinder gekümmert. „Das war auch ein Segen für uns", so Maria.
Maria sagt, sie habe immer schon viele Freundinnen gehabt und sie sei auch sehr reiselustig. „Ich habe auch meinen Mann zum Reisen gebracht." Mitunter verreise ihr Mann allein, um in Bibliotheken zu stöbern. „Da bin ich dann auch einmal mitgefahren, um zu gucken, was er eigentlich so macht. Jetzt weiß ich das, und damit ist es gut." Heute, im Alter, begleitet Eugen seine Frau öfters, wenn sie ihre Freundinnen besucht. „Und ich freue mich, dass er dabei ist. Alle mögen ihn. Er interessiert sich für alles, und wenn er dabei ist, ist es eine Bereicherung." Maria und Eugen bezeichnen sich beide als sehr selbständige, unabhängige Menschen. „Aber wenn sie weg ist, bin ich immer unruhig und warte darauf, dass sie wiederkommt", sagt Eugen.

In diesem Beispiel wird deutlich, dass selbst hohe äußere Anforderungen, wie sie die große Kinderschar und die zahlreichen Besuche von Verwandten und Freunden darstellen, eine Beziehung nicht belasten müssen, sondern sogar bereichern können. Dieses Paar ist sicherlich ein Extremfall, aber es verdeutlicht die Bedeutung der Außenkontakte für das gemeinsame Glück. Im Alter sind die Freundeskreise von Eugen und Maria zunehmend verschmolzen, und Maria schätzt es, dass Eugen bei ihren Freundinnen ein gern gesehener Gast ist. Beide haben es geschafft, im Alter immer mehr Gemeinsamkeiten zu erreichen. Letzteres kann zwar bedeuten, dass wir auch einen Verzicht in Kauf nehmen müssen. Aber zu einer glücklichen Partnerschaft gehört eben auch die grundsätzliche Bereitschaft, zugunsten der Beziehung auf eigene Vorteile zu verzichten. Wir sollten uns unserem Partner so weit anpassen, wie wir es für richtig halten und uns nicht beeinflussen lassen von vorgegebenen Leitbildern, die für uns persönlich bedeutungslos sein können.

„Bei uns ist es so, dass sämtliche Türen offen stehen", sagt der 35-jährige Klaus, der gemeinsam mit Maike (25) seit drei Jahren in einem Haus mit großem Garten lebt. „Wenn wir grillen, rufen wir spontan Leute an und sagen, kommt mal vorbei, wir haben aus Versehen zu viel gekauft." Maike schlüpft gern in die Rolle der Gastgeberin. „Ich mag das, wenn viele Leute da sind. Andererseits ist unser Haus auch unser Ruhepol und wir genießen es, wenn wir nur zu zweit sind." „Einmal in der Woche abends oder am Wochenende versuchen wir, füreinander Zeit zu haben", sagt Klaus. Wenn Klaus seine Freunde zu einem Spieleabend einlädt, setzt sich Maike an ihren Schreibtisch und arbeitet, „aber ich guck auch immer mal wieder rüber. Und ich versorge die Gäste mit Essen und Trinken."
Beide haben alte Freundschaften mit in die Beziehung gebracht. „Aber die Freunde, die wir neu gewinnen,

sind meistens Paare. Das fällt schon auf", bemerkt Klaus.
Über ihre Beziehung reden beide nicht mit Dritten. „Vielleicht anfangs, als die Beziehung noch nicht so tief war und man noch nicht über alles geredet hat", sagt Maike. „Ich habe auch das Gefühl, dass ein anderer dazu gar nichts sagen kann, weil wir uns sehr viel besser kennen als andere uns. Wir kennen uns besser als unsere Eltern uns kennen." Klaus: „Wir legen auf Loyalität großen Wert. Das Wichtigste ist, dass man sich aufeinander verlassen kann und dass man genau weiß, dass der andere zu einem steht, auch wenn man Fehler gemacht hat und sonst keiner mehr zu einem stehen könnte."

Auch dieses Beispiel zeigt, wie belebend Kontakte mit anderen für die eigene Beziehung sein können. Andere Personen außerhalb der Beziehung übernehmen Aufgaben, die der Partner so nicht erfüllen kann oder möchte. In unserem Beispiel beteiligt sich Maike nicht an den Spieleabenden des Mannes.

Dass Maike und Klaus über ihre Beziehung nicht mit anderen reden mögen, ist eine Haltung, die wir bei Paaren häufig antreffen und die auch dem „Regelkatalog" entspricht, den wir am Anfang des Kapitels aufgelistet haben. Offensichtlich gibt es bei beiden auch nicht die enge Freundin oder den engen Freund, dem sie so vertrauen, dass sie mit ihr oder mit ihm auch sehr vertrauliche Dinge besprechen könnten. Außerdem ist die Beziehung von Maike und Klaus noch recht jung. Sie haben keine Probleme, die sie nicht im gemeinsamen Gespräch lösen könnten.

Manchmal ist es entlastend und hilfreich, auch mit guten Freunden über gewisse Punkte reden zu können. Wir sollten dabei allerdings nicht erwarten, dass die guten Ratschläge der Freunde eine Lösung darstellen. Aber sie helfen uns, neu nachzudenken und schwierige Situationen besser zu verstehen. Teilweise helfen solche Gespräche auch dabei, neu auf unseren Partner zuzugehen, ohne sofort aggressiv zu werden.

Maike und Klaus scheinen solche Situationen nicht zu kennen. Sie haben eine für beide angemessene Form des Außenkontaktes gefunden, die ihr gemeinsames Glück fördert.

> „Es ist gut für unsere Beziehung, dass wir uns so wenig sehen. Wenn wir mehr zusammen wären, würde es krachen. Ich wüsste nicht, wie lange unsere Ehe dann noch gut ginge", sagt die 38-jährige Inga nach 13 Jahren Ehe mit Matthias (40). „Ich habe auch gar kein Bedürfnis, etwas mit ihm zu unternehmen. Ich möchte mehr mit anderen Menschen zusammen sein, und Matthias zieht sich zurück in sein Schneckenhaus oder ist dauernd bei der Arbeit." Inga hat sich im Laufe der Zeit ihren eigenen Bekanntenkreis aufgebaut, „vor allem durch meine Kinder. Ich bin diejenige, die Kontakte pflegt. Wenn ich das nicht machen würde, würde nichts mehr laufen. Und wenn ich nur mit Matthias allein wäre, würde ich veröden. Das wäre ja immer dasselbe: Fernsehen, Kino, Essen, Kinder." Matthias rede nicht mit anderen über seine Ehe. Er denke, das gehe niemandem etwas an. „Ich rede mit Freundinnen, auf die ich mich verlassen kann."

In dieser Beziehung hat der Außenkontakt eine wichtige stabilisierende Wirkung. Die Distanz zwischen beiden Partnern ist sehr groß. Matthias und Inga lösen ihre Paarkonflikte, indem sie sich immer weiter voneinander entfernen. Wenn beide ihren Nähe-Distanz-Konflikt und die unterschiedlichen Bedürfnisse nach Außenkontakten auch in Zukunft nicht angehen, ist die Wahrscheinlichkeit hoch, dass sich die Beziehung irgendwann auflöst, weil die Distanz zu groß geworden ist. Dabei ist zu erwarten, dass Inga sich irgendwann einmal fragen wird, was sie denn noch von der Beziehung hat. Inga und Matthias können sich auch deshalb gar nicht mehr über ihre Probleme unterhalten, weil die Liebe als notwendige Basis für derartige Gespräche nicht mehr ausreichend vorhanden zu sein scheint. Beide müssten sich erst einmal fragen, wie sehr sie den anderen überhaupt noch mögen und brauchen. Bevor das nicht verstärkt geschieht, wird sich die Beziehung weiter in Richtung Auflösung entwickeln. Dabei ist Matthias derjenige, der wahrscheinlich viel stärker daran interessiert ist, dass die Ehe bestehen bleibt, weil er mit dem zufrieden ist, was er bekommt. Einem Streit geht er aus dem Wege, was die Ehe auf einem gewissen distanzierten Niveau stabilisiert hat.

> „Unsere Außenwelt, das war nicht normal", sagt Bettina (45), deren Ehe mit Achim nach 17 Jahren in die Brüche ging. „Achim hat keine Leute mitgebracht, und dann habe ich mich auch nicht getraut, welche einzuladen. Gemeinsame Freunde hatten wir nicht. Achim war mit einem Kollegen befreundet, und ich hatte einige Freundinnen. Einmal bin ich mitgegangen zu einem Handballturnier, bei dem er mitgemacht hat, aber nur einmal. Das war auch schon, als unsere Ehe am Kriseln war. Mit seiner Familie hat Achim sich zerstritten, und die Ehe meiner Eltern war eine Katastrophe. Ich kannte keine glücklichen Ehen und keine lebendigen Erwachsenen."

Dieses Beispiel zeigt einmal mehr sehr deutlich, wie eine gemeinsame Außenbeziehung die Liebe beleben kann und wie fehlende Außenkontakte zur Belastung der Beziehung werden können. Bettina und Achim haben es offensichtlich in 17 Jahren nicht geschafft, Gemeinsamkeiten zu entwickeln, die als Plattform für die Definition ihrer Beziehung hätten dienen können. Die Abgrenzung von und nach außen ist für jede Beziehung wichtig und notwendig, darf aber nicht übertrieben werden. Wir brauchen Außenkontakte, die auf unsere Beziehung zurückwirken, denn sonst stirbt die Beziehung ab. Dabei können wir ruhig unseren persönlichen Interessen folgen, so lange wir den Partner nicht ausschließen. Wir sind ja nicht nur Ehepartner, sondern haben auch weiterhin individuelle Wünsche, die wir auch ohne Partner verwirklichen möchten und sollten. Wenn unser Partner zum Beispiel nicht so gern wie wir Handball spielt, heißt das noch lange nicht, dass wir diesen Sport aufgeben sollten. Wir sollten aber darauf achten, dass für die Beziehung noch genügend Zeit bleibt, damit wir auch gemeinsam mit dem Partner Dinge erleben können.

Paaren muss es also gelingen, die Balance zwischen individuellen und gemeinsamen Unternehmungen herzustellen. Gelingt dies nicht, wird die Distanz zwischen den Partnern zu groß und das System Paarbeziehung löst sich auf, weil die bindende Kraft des Glücks irgendwann nicht mehr ausreicht. Ist dieser Punkt erst einmal erreicht, fragen sich die Partner, warum sie eigentlich die Beziehung aufrecht erhalten sollten. Manchmal ist es dann nur noch die Furcht vor dem Alleinsein, die eine Partnerschaft „rettet", obwohl beide Seiten sehr unglücklich sind. In solchen Fällen sollten Paare aktiv versuchen, sich von außen helfen zu lassen.

Wie kommt es eigentlich, dass selbst sehr unglückliche Paare sich oftmals nicht trauen, einen Paartherapeuten aufzusuchen? Es ist zwar richtig, dass kein Paartherapeut einen Erfolg garantieren kann. Aber offensichtlich ist es vor allem die Furcht vor Veränderungen, die Paare abschreckt, Hilfe von außen in Anspruch zu nehmen. Diese Furcht vor jeder Veränderung scheint so groß zu sein, dass wir lieber den augenblicklichen Zustand ertragen, an den wir uns gewöhnt haben, als ein Risiko einzugehen, obwohl dieses Risiko doch die Chance in sich birgt, dass die Beziehung sich verbessert. Diese Furcht vor der Ungewissheit führt nicht selten zu völlig irrationalen Entscheidungen, die sich für alle Beteiligten nachteilig auswirken. Jedes Paar sollte sich also Gedanken darüber machen, welche Risiken es denn eigentlich einkalkulieren muss und mit welchen Chancen es rechnen kann, wenn es eine Beratung aufsucht.

Eine Rolle bei der Scheu, professionelle Beratung in Anspruch zu nehmen, spielen sicher auch unsere Ängste vor den Reaktionen der Außenwelt und unsere eigenen Wertvorstellungen, die sich ausdrücken in Sätzen wie „Ich bin doch nicht verrückt“ oder „Ich habe es nicht nötig, mich beraten zu lassen. Ich werde alleine mit meinen Problemen fertig.“ Dabei ist das Eingeständnis, dass wir Beratung brauchen, kein Makel, sondern zeigt vielmehr, dass wir bereit sind, Verantwortung für unsere Beziehung zu übernehmen. Auf eine solche Bereitschaft zur Selbstverantwortung können wir stolz sein. Denn wir zeigen damit, dass wir unser Leben selbst gestalten wollen, dass wir ein klares Ziel haben, nämlich glücklich zu sein, und dass wir alle Möglichkeiten nutzen, die uns helfen, dieses Ziel zu erreichen. Die Alternative, sich zu trennen und einen neuen Partner zu wählen, mag leichter erschienen, ist aber nicht unbedingt Erfolg versprechender als der Versuch, die bestehende Beziehung weiter zu entwickeln.

Es wäre schön, wenn es in unserer Gesellschaft selbstverständlicher werden würde, bei Problemen in der Partnerschaft professionelle Hilfe in Anspruch zu nehmen. Hier sind vor allem die Männer gefragt, die sich vielfach einer Beratungsmöglichkeit widersetzen. Sie sollten mehr Verantwortung für die Gestaltung ihrer Beziehung übernehmen, denn eine Beratung bedeutet eben nicht, dass wir Verantwortung abgeben. Wir holen uns lediglich Unterstützung bei dem Bemühen, uns aktiv und verantwortungsbewusst für die Verbesserung unserer Beziehung einzusetzen. Männer empfinden zwar ein starkes Verantwortungs- und Zugehörigkeitsgefühl für ihre Familie, aber sie setzen dieses Gefühl nur selten konkret in Handlungen um. Hier sollten Männer sehr viel stärker versuchen, ihr abstraktes Verantwortungsgefühl aktiv umzusetzen.

Bevor Paare aber in einer Situation sind, in der die Beziehung ohne äußere Beratung nicht mehr zu retten scheint, haben sie es zunächst selbst in der Hand, ihre Partnerschaft zu steuern. Fast alle Paare beginnen ihre Beziehung im Zustand großer Liebe. Untersuchungen zufolge sind es nicht mehr als circa 14 Prozent, die geheiratet haben, obwohl der oder die Auserwählte nicht die große Liebe war (Bierhoff & Grau, 1997). Wir alle sollten von Anfang an sehr viel besser aufpassen, dass wir unseren anfänglichen Glückszustand erhalten. Wir sollten viel sorgsamer mit unserer Beziehung umgehen. Dazu müssen wir unseren Verstand einsetzen und gemeinsam mit unserem Partner sensibel analysieren, in welchen Situationen und in welchen Bereichen wir vom Pfad des Glückes abzukommen drohen. Das können wir natürlich am besten erst einmal selbst, ganz ohne Hilfe von außen, indem wir den „Ist"-Zustand unserer Beziehung genau analysieren. Wie dies gehen kann, zeigt Kapitel 10.

Kapitel 9
Was können wir tun, damit unsere Beziehung stabil und glücklich bleibt?

Die existierende Ratgeber-Literatur zum Thema „Glück in der Partnerschaft" ist ausgesprochen umfangreich. Es ist also kein Problem, sich mit einer Fülle von Tipps und Tricks zu versorgen, die den Weg ins Glück weisen sollen. Aber die besten Rezepte nützen nichts, wenn wir uns nicht zuvor im Klaren darüber sind, welche Erwartungen wir an eine Partnerschaft stellen. An erster Stelle steht dabei die Frage, ob wir uns überhaupt eine dauerhafte Beziehung wünschen. Vielleicht favorisieren wir ja das sich ausbreitende Modell des „Lebensabschnittsgefährten", wobei wir den Lebensabschnittsgefährten aufgeben, wenn wir uns nicht mehr glücklich in der Beziehung fühlen. Sollte sich der Trend zum „Lebensabschnittsgefährten" in unserer Gesellschaft durchsetzen, würde das eine weitere Zunahme von „Patchwork-Familien" bedeuten, in denen Kinder verschiedener Väter unter einem Dach leben und in denen Partnerrolle und Elternrolle nicht zwangsläufig miteinander zu tun haben müssen. Sicherlich werden die Patchwork-Familien schon deshalb weiter zunehmen, weil wir heutzutage einfach schneller bereit sind, eine Partnerschaft aufzugeben. Das liegt nicht daran, dass wir weniger Ausdauer hätten. Vielmehr sind die äußeren Einflüsse, die uns in einer Partnerschaft halten, geringer geworden, so dass wir uns stärker nach den eigenen Gefühlen richten können. In früheren Zeiten konnten Frauen es sich beispielsweise schon aus ökonomischen Gründen vielfach nicht leisten, sich von ihrem Ehemann zu trennen. Heute bedeutet eine Trennung zwar immer noch in den meisten Fällen einen ökonomischen Verlust, dieser ist aber in der Regel zu verkraften.

Gleichzeitig sind unsere Anforderungen an eine Partnerschaft gestiegen. Wir suchen in der Beziehung sexuelle Erfüllung, tiefe Freundschaft und die Möglichkeit zur attraktiven Freizeitgestaltung. Außerdem soll unsere Partnerschaft uns menschlich so bereichern, dass wir uns auch persönlich weiter entwickeln (Witte, Sibbert, Kesten 1992). Gemessen an diesen Maßstäben verwundert es nicht, dass die Hälfte der Beziehungen scheitert. Das Glück und die Stabilität einer Beziehung hängen also stark davon ab, welche Maßstäbe wir selbst anlegen. Dass die gesellschaftlich vermittelten Maßstäbe zum Teil fragwürdig sind, haben wir in diesem Buch gezeigt. Wir müssen also unsere eigene Messlatte finden, die der Beziehung angemessen ist und sie nicht überfordert.

Problematisch ist es, sich auszumalen, wie glücklich wir in einer neuen Beziehung sein könnten. Es schadet nur, dieses möglicherweise unrealistische Wunschbild mit dem Ist-Zustand in der realen Beziehung zu vergleichen. Auch in einer zukünftigen Beziehung lassen sich alle oder zumindest die meisten negativen Aspekte der augenblicklichen Partnerschaft höchstwahrscheinlich nicht vermeiden. Dennoch hegen viele Menschen diese Hoffnung. Sie mag in einigen wenigen Fällen teilweise berechtigt sein. Wichtig ist aber zu wissen, dass wir eine Entscheidungsalternative haben – nämlich die bestehende Beziehung so zu entwickeln, dass sie unseren Erwartungen in hohem Maße entspricht.

Sicherlich ist es nicht immer einfach, eine Ehe 40 oder 50 Jahre zu erhalten. Je länger eine Beziehung dauert, desto größer ist die Wahrscheinlichkeit, in Situationen zu geraten, die die Partnerschaft gefährden. Darüber hinaus rückt im Verlauf einer Beziehung der partnerschaftliche Anteil der Liebe immer mehr in den Vordergrund. Diese Entwicklung ist natürlich, entspricht aber vielfach nicht unseren

Erwartungen an eine Liebesbeziehung. Viele Paare sind enttäuscht, wenn sie merken, dass ihnen die romantischen Gefühle füreinander im Laufe der Zeit abhanden gekommen sind. Es ist schwer, diese romantischen Gefühle über lange Zeit zu erhalten, und deshalb steigt die Zahl der Trennungen mit zunehmender Dauer der Partnerschaft.

Wichtig ist also, dass wir realistische Maßstäbe an unsere Partnerschaft anlegen und uns nicht konformistisch an die gesellschaftlich propagierten Erwartungen anpassen, zumal sich gesellschaftliche Normen wandeln. Das gilt auch für die gegenwärtig üblichen Normen, die die Wahl des Partners oder der Partnerin betreffen. Danach sollte etwa die Frau jünger sein als der Mann, der Altersabstand sollte aber nicht zu groß sein. Eine weitere unausgesprochene gesellschaftliche Erwartung ist, dass der Mann eine höhere Bildungsstufe erreicht haben sollte als die Frau. Wenn wir von solchen Normen abweichen, müssen wir mit Widerstand in unserer Umgebung rechnen. Wir werden gezwungen, diese Abweichungen zu rechtfertigen, weil unsere Gesellschaft dazu neigt, sozial abweichende Konstellationen misstrauisch zu beäugen. So haben beispielsweise Paare immer wieder versucht, eine so genannte offene Ehe zu führen und die sexuelle Treue als Abgrenzung nach außen für sich nicht zu akzeptieren. Eine solche Lebensform bringt in unserer Kultur erhebliche Schwierigkeiten mit sich. Eine Öffnung der Partnerschaft nach außen im Bereich der Sexualität kann kaum gelebt werden, ohne die Partnerschaft zu gefährden (Buunk, 1997). Denn in unserer Kultur definieren wir eine positive Beziehung zum Partner unter anderem damit, dass wir sexuell keine weiteren Beziehungen eingehen. Indem wir diese sexuellen Kontakte vermeiden, obwohl wir dazu Gelegenheit hätten, zeigen wir dem Partner, dass wir ihn lieben. Hier klare Grenzen zu setzen, gilt als deutliches Signal für das Glück der Beziehung. Diese Grenzen nicht zu setzen wird als Zeichen dafür gedeutet, dass wir den Partner nicht mehr lieben. Dabei ist es nicht so sehr der Seitensprung selbst, der die Partnerschaft bedroht, sondern vielmehr der Vertrauensbruch, den der andere empfindet. Was dieser sexuelle Außenkontakt tatsächlich bedeutet hat, weiß nur der oder die Betroffene selbst – der oder die Betrogene kann es nicht wissen. Er oder sie konstruiert sich einen Bedeutungsgehalt, der nicht mit der Realität übereinstimmen muss. Bei einem Seitensprung ist also nicht nur wichtig, wie derjenige, der den Seitensprung verübt, ihn einordnet, sondern wichtig ist vor allem die Bedeutung, die der betrogene Partner dem Seitensprung zumisst.

Früher hätte man Paaren empfohlen, sich gegenseitig völlig offen jede sexuelle Untreue mitzuteilen, weil nur so der jeweils andere Partner an dieser Grenzüberschreitung beteiligt werden könne, und nur so verlöre der Seitensprung seine bedrohliche Wirkung für die Partnerschaft. Heute sind Psychologen mit derartigen Empfehlungen vorsichtiger. Möglicherweise war der Seitensprung bedeutungslos und man bedroht die Beziehung weniger, wenn man diesen Außenkontakt verschweigt, als wenn man ihn mitteilen würde. Gleichzeitig sollte man sich aber fragen, warum man diese sexuelle Außenbeziehung überhaupt eingegangen ist, und man sollte darüber nachdenken, wie man die bestehende Beziehung gegebenenfalls wieder festigen könnte. Plumpe Offenheit kann unter Umständen mehr schaden als nützen.

Viele Paarbeziehungen kranken daran, dass die Paare zu wenig Zeit füreinander haben und keine gemeinsamen Interessen für die Gestaltung ihrer Freizeit entwickeln. Dabei ist kaum etwas förderlicher für eine Beziehung, als gemeinsam positive Erfahrungen zu machen. Deshalb sollten wir die Entwicklung und Entdeckung gemeinsamer Freizeitinteressen als eine der wichtigsten Aufgaben jeder Paarbeziehung ansehen.

Das Hauptziel einer engen Beziehung ist, sich verstanden zu wissen. Paare können sich aber nur dann wirklich verstehen, wenn sie sich auch über ihre Berufswelt austauschen. Wir sollten uns also darum bemühen, möglichst genaue Einblicke in die Berufswelt unseres Partners zu erhalten, und das gleich zu Anfang der Beziehung. Nur so können wir mit unserem Partner mitfühlen und umgekehrt Mitgefühl erwarten. Auch Hausfrauen sollten dem Partner von ihrem Alltag berichten. Gespräche über das Alltagsgeschehen sind wichtiger als wir denken. Selbst in Konstellationen, in denen der berufstätige Mann in keiner Weise an der Haushaltsführung beteiligt ist, bietet das Gespräch über das Geschehen im Haushalts-Alltag die Möglichkeit, den Mann stärker einzubinden. Das erhöht die Vertrautheit und die Gemeinsamkeit der Partner und gibt ihnen die Möglichkeit, sich bei Schwierigkeiten gegenseitig zu unterstützen. Solche Situationen verschaffen uns zudem das Gefühl, dass der andere uns braucht. Das wiederum erhöht die Bedeutung der eigenen Person und stärkt gleichzeitig die Bindung zum Partner. Denn wenn wir unserem Partner zeigen, dass wir ihn brauchen, zeigen wir damit auch, dass wir ihn lieben. Zudem stärkt das Gefühl gebraucht zu werden die partnerschaftliche Seite der Liebe.

Wir sollten dem Partner also Einblicke in die individuellen Lebenswelten gewähren und dabei bereit sein, uns selbst zu offenbaren. Denn nur so erreichen wir es, uns verstanden zu fühlen und dem Partner das Gefühl zu geben, gebraucht zu werden.

Viele Menschen unterschätzen die Bedeutung, die die partnerschaftlichen Gefühle für unser Liebesglück haben, weil diese Gefühle am Anfang der Beziehung keine zentrale Rolle gespielt haben. Denn zunächst stand die romantische Seite der Liebe im Vordergrund, und unsere Vorstellung von Liebe konzentrierte sich vor allem auf die romantisch-sexuelle Komponente. Die romantische Komponente der Liebe sollte natürlich auch später nicht zu kurz kommen. Hier sollten wir uns davor hüten, gleichgültig zu agieren. Manchmal gerät die romantische Komponente allein dadurch ins Hintertreffen, dass wir uns nicht genügend bemühen, attraktiv für den Partner zu bleiben oder dass wir nicht nachdrücklich genug versuchen, unsere sexuellen Wünsche durchzusetzen. Es ist also wichtig, die eigene Attraktivität zu pflegen und sexuelle Wünsche klar zu artikulieren.

Unsere Attraktivität und die Form der Sexualität wandelt sich zwar im Laufe einer Paarbeziehung, weil sie eine andere Basis erhält. Mit zunehmender Vertrautheit reduziert sich die Überraschungskomponente, stattdessen wachsen Vertrauen und Sicherheit im Umgang miteinander. Wir sollten also diesen qualitativen Wechsel mit einbeziehen, wenn wir uns die Frage stellen, wie viel uns unsere Partnerschaft wert ist. Neue und wechselnde Beziehungen sind viellcicht sehr anregend und kurzfristig reizvoll. Was bleibt aber, wenn die Phase der sexuellen Anziehung vorbei ist? Sexualität nimmt im Bereich einer Partnerschaft eine wichtige Rolle für die gegenseitige Attraktivität ein, aber sie stellt nur einen Teilbereich dar. Die sexuelle Attraktivität ist Grundlage für die ersten Schritte in eine Beziehung, aber diese Komponente entscheidet nicht über die Dauerhaftigkeit einer Beziehung. Es gibt manchmal Paare, die sich aus sexuellen Gründen nicht trennen können, aber im normalen Alltag vor allem miteinander streiten. Ebenso kennt wahrscheinlich jeder von uns Paare, bei denen die Sexualität kaum noch eine Rolle spielt, die aber trotzdem zusammenleben, weil ihnen die partnerschaftliche Komponente so wichtig ist. In solchen Partnerschaften fehlt die jeweils andere Komponente der Liebe und damit ein wesentlicher Teil der Bindungskraft. Das macht die Beziehung natürlich anfällig, weil die Partner den Mangel unter Umständen in Beziehungen zu Dritten auszugleichen versuchen. Daraus kann sich ergeben, dass man sich in eine andere Person verliebt, wodurch die bestehende Partnerschaft bedroht wird.

So wichtig die partnerschaftliche Komponente der Liebe auch ist und so sehr unsere Gesellschaft die romantische Komponente der Liebe überbetont, so bleibt doch festzuhalten, dass die partnerschaftliche Komponente ebenso wie die romantische Komponente allein keine ausreichende Basis für eine dauerhafte Beziehung ist. Das heißt, dass sich auch langjährige Paare bemühen müssen, die romantische Komponente zu pflegen. Weder Zärtlichkeit noch Sexualität werden überflüssig, auch wenn die partnerschaftliche Seite noch so wichtig geworden sein sollte.

Unsere heutige Gesellschaft bietet uns eine große Palette von Möglichkeiten, die eigene Attraktivität zu steigern. Hier sind insbesondere die Männer gefordert, denn gerade unter Männern ist die Meinung verbreitet, dass sie es nicht nötig hätten, etwas für ihre körperliche Attraktivität zu tun. Auch wenn wir den Alterungsprozess nicht ausschalten können, so bleibt es doch eine dauerhafte Aufgabe in jeder Beziehung, für den Partner oder die Partnerin körperlich attraktiv zu bleiben. Gleichfalls können wir versuchen, das Gefühl des Verliebtseins immer wieder zu aktualisieren, indem wir an die Situationen oder Handlungen anknüpfen, die uns am Anfang der Beziehung so glücklich gemacht haben. Es bereichert jede Partnerschaft, eine romantische und erotische Beziehung bewusst zu entwickeln und zu kultivieren. Dies wirkt nur dann unpassend, wenn vorher die romantische Komponente völlig gefehlt hat und einer der Partner völlig unerwartet oder im falschen Moment eine Situation schaffen will, die den anderen überrumpelt.

Die Balance zwischen der partnerschaftlichen und der romantischen Komponente ist also außerordentlich wichtig, um die Liebe und das Glück einer Partnerschaft zu erhalten. Bemerken Paare, dass sie ihre Ansprüche in diesen beiden Bereichen nicht erfüllt sehen, sollten sie sich frühzeitig bemühen, die Probleme zu klären.

Damit sind wir bei dem Stellenwert, den Konflikte in einer Partnerschaft haben. Vermeiden Paare es, miteinander zu streiten, fördern sie damit in keiner Weise die Partnerschaft. Erforderlich ist vielmehr, angemessen mit Konflikten umzugehen. Hier gibt es eindeutig einen Unterschied zwischen den Geschlechtern. Männer meiden Auseinandersetzungen über die Partnerschaft, Frauen suchen sie. Diese unterschiedliche Haltung ist nicht selten tragisch für die Beziehung, denn sie bringt schwerwiegende Missverständnisse mit sich. Männer glauben, Konfliktlosigkeit sei ein Beweis für eine glückliche Partnerschaft, während Frauen das Vermeidungsverhalten der Männer als Desinteresse an der Beziehung interpretieren. Dieses Missverständnis aufzuklären und mit einzukalkulieren, ist wichtig. Möglicherweise schaffen wir es nicht immer, derartige Missverständnisse zu vermeiden, aber wenn wir um diese geschlechterspezifischen Differenzen wissen, gelingt es uns vielleicht besser, solche Missverständnisse zu klären.

Ein weiterer zentraler Aspekt sind die Machtverhältnisse in einer Beziehung. Sie sind ein heikler Bereich, der Paaren viel an gemeinsamen Klärungsprozessen abverlangt. Das liegt vor allem daran, dass wir nicht mehr auf die überkommenen Rollenbilder zurückgreifen können und wollen und deshalb die Aufgabenverteilung in der Partnerschaft individuell lösen müssen. Paare wünschen sich Gleichberechtigung und Gleichgewichtigkeit. Das heißt für uns, dass wir uns spezialisieren sollten, was die Bewältigung des Alltags betrifft, wobei die Spezialisierung so entwickelt werden muss, dass beide Partner das Gefühl haben, gleich viel in die Beziehung zu investieren.

Da Menschen nicht alle gleich sind, müssen sie nicht alle dasselbe gern tun. Was aber der eine Partner für die Partnerschaft leistet, muss der andere angemessen anerkennen. Das ist das Ziel innerhalb einer Partnerschaft. Darüber müssen sich die Partner abstimmen. Wir sollten uns dabei bewusst sein, dass die Hausarbeit oftmals nicht genügend gewürdigt wird. Eine einfache Maßnahme, auch in diesem Bereich mehr Gerechtigkeit zu erreichen, besteht darin, einfach einmal mit dem Partner die Bereiche zu tauschen.

Paare sollten sich schon deshalb darum bemühen, die zu erledigenden Aufgaben gleichermaßen und gleichgewichtig zu teilen, weil ein Ungleichgewicht zu unausgewogenen Machtverhältnissen führt. Das führt wiederum zu dem Gefühl, dass der eine sich vom anderen stärker abhängig fühlt als umgekehrt. Wer sich aber dominiert fühlt, verliert sein positives Selbstwertgefühl und seine Selbstachtung. Ein solcher Zustand zieht Gefühle der Hilflosigkeit und Depressionen nach sich, die eine Partnerschaft erheblich belasten. Derartige Gefühle der Ohnmacht lassen sich beseitigen, indem die Partner zum Beispiel ihre Spezialaufgaben aufgeben und neu verteilen. Dabei sollten die Partner auch neu darüber reden, welchen Stellenwert sie den verschiedenen Aufgabenbereichen wie Finanzen, Kindererziehung etc. beimessen. Denn nur wenn beide das Gefühl haben, gleichermaßen zu den Aufgaben einer Partnerschaft beizutragen, bewahren sie sich ihre Achtung voreinander.

Ein weiteres Problem ergibt sich in einer Partnerschaft dadurch, dass beide Seiten bestimmte Vorstellungen darüber haben, wie eng die Beziehung sein sollte. Nicht selten verbinden wir mit Liebe die Vorstellung von Verschmelzung, Symbiose und Vereinigung, letztlich also die Aufgabe der Individualität. Tatsächlich aber ist es so, dass Menschen sich in ihrem Bedürfnis nach Nähe erheblich unterscheiden, wie wir in Kapitel 7 gezeigt haben. Bei Personen, die ein eher labiles Selbstbewusstsein entwickelt haben, ist der Wunsch nach Verschmelzung groß, weil sie vom anderen eine Stützung der eigenen Person erwarten. Falls der Partner nun diese Nähe schlecht ertragen kann, sind erhebliche Konflikte vorprogrammiert. Der eine interpretiert den Wunsch nach Nähe als Bedrängung und Einschränkung, der andere interpretiert den Wunsch nach Distanz als mangelnde Liebe. Diese verschiedenen Wünsche und Bedürfnisse abzuklären, ist eine wichtige Aufgabe in der

Partnerschaft. Wir sollten uns also unserer unterschiedlichen Bedürfnisse bewusst werden, um Fehlinterpretationen zu vermeiden. Gleichzeitig sollten wir wissen, dass es, was das Bedürfnis nach Nähe betrifft, durchaus Geschlechtsunterschiede gibt. Dabei sind es nicht immer nur die Frauen, die die größere Nähe suchen. Paare sollten auch darüber sprechen, dass Nähe Macht bedeutet. Wir kontrollieren den anderen durch die eigene Präsenz.

Die hier angerissenen Themen stellen die Bereiche dar, in denen es bei Paaren am häufigsten zu ernsthaften Meinungsverschiedenheiten kommt. Wir sollten diese Probleme kennen, uns dabei von allzu einfachen Vorstellungen befreien und gemeinsam mit dem Partner Lösungen aushandeln. Das klingt zwar recht einfach, stellt uns aber faktisch vor eine sehr schwierige Aufgabe, wie die hohen Scheidungsraten belegen.

Es ist alles andere als einfach, die aufgeführten Problemfelder im Gespräch anzugehen, zumal die meisten von uns vermutlich nie gelernt haben, Partnerschaftsprobleme im Konfliktgespräch zu klären. Dabei sollten wir zudem im Hinterkopf behalten, dass Kritik an dem Partner nur in dem Umfang fruchtbar ist, wie sie die positiven Kräfte der gegenseitigen Bindung nicht überschreitet (Witte, 1994). Besonders leicht lassen sich Beziehungen aktiv und gezielt entwickeln, wenn die Liebe und das Glück groß sind. Dann aber neigen wir dazu, viele Mängel einfach auszuklammern, oder wir erkennen sie einfach noch nicht. Es ist also schon zu Beginn wichtig, sich auch aus dem Kopf heraus darum zu bemühen, die Beziehung gemeinsam zu gestalten. Das ist anstrengend, aber viel versprechend. Wir müssen aber die Idee aufgeben, dass Liebe von selbst entsteht und von selbst weiter besteht, wenn der Partner nur der richtige ist. Verschwindet die Liebe, so der Umkehrschluss, dann war der Partner einfach nicht der richtige. Leider ist dieses Denkmodell zu einfach, wie wir gezeigt haben. Liebe lässt sich zwar nicht erzeugen, aber erhalten.

Das Glück einer Partnerschaft beruht darauf, dass wir unsere Beziehung bewusst gestalten. Wir sind selbst dafür verantwortlich, wie glücklich oder unglücklich wir sind. Es hat keinen Zweck, diese Verantwortung auf andere abzuwälzen. Wir sollten uns also von Anfang an darum bemühen, uns nicht ausschließlich von unseren Gefühlen leiten zu lassen. Die Annahme, dass der Kopf die Gefühle behindert, ist falsch. Gefühle bestehen vielmehr auch aus kognitiven (bewusstseinsmäßigen) Anteilen, die die Emotionen sogar verstärken können. Die existierenden naiven Vorstellungen über psychische und soziale Prozesse sind problematisch. Wir sollten hier manches Überlieferte korrigieren und viel stärker selbst die Verantwortung für unser Handeln übernehmen.

Kapitel 10

Unsere Beziehung: eine „Ist"-Analyse

Fällt es Ihnen und Ihrem Partner schwer, über die Probleme in Ihrer Beziehung nachzudenken? Finden Sie es schwierig, Strategien zu entwickeln, um die Partnerschaft zu verbessern? Das ist nicht erstaunlich, denn schließlich haben die wenigsten von uns gelernt, Konfliktgespräche über Beziehungsangelegenheiten zu führen. Männern bereiten derartige Gespräche mehr Mühe als Frauen. Deshalb ist es hilfreich, eine Gesprächsgrundlage zu haben, einen Leitfaden, an dem Sie sich als Paar orientieren können. Einen solchen Leitfaden stellen die im Anhang aufgeführten Fragebögen dar. Die Fragen umfassen alle Themenfelder, die wir in diesem Buch behandelt haben und sollen Ihnen helfen, sich über Ihre eigene Beziehung klar zu werden und sich über die positiven und negativen Seiten Ihres Zusammenlebens auszutauschen. Die Fragebögen stellen aber nur dann eine Hilfe dar, wenn sowohl Sie als auch Ihr Partner ernsthaft entschlossen sind, Ihre Beziehung zu verbessern. Das setzt voraus, dass Sie beide bereit sind, sich Zeit zu nehmen und dass Sie sich einig sind in dem Ziel, Ihre Beziehung bewahren zu wollen.

Zunächst sollten Sie und Ihr Partner alle Fragen für sich selbst beantworten, unbeeinflusst von der Meinung des anderen.* In einem zweiten Schritt sollten Sie die Fragebögen austauschen und sich in Ruhe – wiederum jeder für sich – mit der Sicht des anderen vertraut machen. Schon dies

* Zu diesem Zweck sollten Sie sich die Fragebögen in zweifacher Ausfertigung aus dem Anhang herauskopieren.

dürfte einen positiven Effekt auf die Partnerschaft haben. Denn schon die Tatsache, dass wir uns Zeit nehmen, über die Partnerschaft nachzudenken und dabei auch ganz gezielt die Sicht des anderen einbeziehen, kann Veränderungen bewirken. Nach unseren Erfahrungen gelangen Paare schon in dieser Phase zu neuen Erkenntnissen, was zeigt, dass wir die Position unseres Partners oftmals gar nicht so genau kennen wie wir vielleicht denken.

Erst in einem dritten Schritt sollten Sie und Ihr Partner das gemeinsame Gespräch suchen. Hier ist Behutsamkeit gefragt. Das Gespräch sollte in einer entspannten Atmosphäre stattfinden. Hilfreich ist es, wenn Sie sich gegenseitig eine Kopie des ausgefüllten Fragebogens geben.

In den Fragebögen werden Sie zunächst gefragt, wie glücklich Sie Ihre Beziehung augenblicklich einschätzen. Danach geht es darum, welche Probleme Sie im Moment belasten. Weitere Fragen kreisen darum, wie Sie als Paar miteinander umgehen. Dabei sollen Sie nicht nur den augenblicklichen Zustand beurteilen, sondern auch äußern, welches Maß an Veränderungen Sie wünschen. In einem zusätzlichen Fragenfeld werden noch einmal die fünf Säulen der Liebe thematisch berücksichtigt.

Haben Sie und Ihr Partner die Fragebögen ausgefüllt und sich gegenseitig die Ergebnisse vorgelegt, dürfte es Ihnen leichter fallen, sich über Ihre Beziehung zu unterhalten. Sie können sich zum Beispiel darüber austauschen, was Ihr Partner mit seiner Antwort auf eine bestimmte Frage gemeint hat und Wege suchen, wie Sie Probleme lösen könnten.

Das Gespräch sollte mit der Frage beginnen, wie glücklich Sie beide in der Beziehung sind. Das führt schnell zu der Frage, ob Sie beide unterschiedlich glücklich sind und was passieren müsste, um die Unterschiede aufzuheben. An dieser Stelle können Sie sich auch darüber austauschen, warum Sie so glücklich sind oder welche Einzelheiten Sie glücklich machen. Dabei erfahren Sie einiges darüber, was für Ihren Partner neben der Liebe im romantischen Sinne bedeutsam für die Partnerschaft ist. Hier haben Sie die Möglichkeit, Ihrem Partner zu sagen, was Sie an ihm lieben. Das schafft eine positive Gesprächsgrundlage und erleichtert weitere Gespräche über Konfliktpunkte.

Selbst wenn die „Ist"-Analyse zeigen sollte, dass Ihre Beziehung hervorragend funktioniert und keine Wünsche offen lässt, haben Sie die Zeit nicht vergebens investiert. Denn dann hat die Analyse Ihnen verdeutlicht, wie sehr Sie und Ihr Partner oder Ihre Partnerin übereinstimmen, und das stärkt das positive Gefühl füreinander.

Wahrscheinlich dürften aber die meisten Paare auf Bereiche stoßen, mit denen sie nicht zufrieden sind. Hier sollten Sie sich von der Devise „Je eher, desto besser" leiten lassen. Das heißt, Sie sollten Bereiche, in denen es zu Differenzen kommt, möglichst bald klären, damit die Schwierigkeiten nicht weiter wachsen. Je früher Sie anfangen, desto leichter ist es, positive Veränderungen herbeizuführen.

Wenn Sie beide prinzipiell Ihre Beziehung als glücklich empfinden, dann können Sie auch über belastende Probleme reden. Dabei sollte der erste Schritt sein, die Probleme zunächst einmal genau zu verstehen. Sie sollten nicht sofort versuchen, eine Lösung zu finden, die die Belastungen beseitigt. Sonst laufen Sie Gefahr, Ihrem Partner Verhaltensänderungen abzufordern, die sehr schnell mit Schuldvorwürfen gekoppelt sein können. Das aber ist höchst unfruchtbar. Sie sollten sich stattdessen auf die Frage konzentrieren, wie Sie die Belastungen verringern können. Manchmal helfen ganz einfache Regeln. So kann die Regel, dem Partner nach dem Eintreffen zu Hause erst einmal eine Pause zu gönnen, in der er „abschalten" kann, wahre Wunder wirken, ebenso wie die Regel, der Partnerin ein Problem zunächst einfach nur mitzuteilen und nicht sofort auf eine Lösung zu pochen, sondern das Problem erst später zu besprechen, wenn sich die Partnerin bereits Gedanken gemacht hat.

Es geht also im Gespräch zunächst darum, sich darüber zu unterhalten, wie Konflikte vermieden werden oder Probleme leichter ertragen werden können. Erst danach können Sie konkrete Verhaltensänderungen von Ihrem Partner erwarten. Dazu müssen Sie aber zunächst verstehen, was denn für Ihren Partner so belastend ist und warum es ihn so belastet. Das setzt voraus, dass Sie beide bereit sind, sich in einem gewissen Maß selbst zu offenbaren, auch über Themen, über die zu reden Ihnen schwer fällt. So ist manchen Männern bewusst, dass sie Schwierigkeiten haben, Konfliktgespräche zu führen, aber es belastet sie, über diese Schwierigkeiten zu sprechen. Frauen haben manchmal Probleme, was die Auseinandersetzung über ihre sexuellen Wünsche betrifft. Diese Probleme, die Sie mit sich selbst haben, sind Ihrem Partner möglicherweise nicht deutlich. Wenn Sie sich aber zu Ihren eigenen Schwierigkeiten bekennen und sie dem Partner mitteilen, signalisieren Sie dem Partner gleichzeitig, dass Sie sich selbst offenbaren und dass Sie ihm vertrauen. Jedenfalls sind solche persönlichen Probleme häufig nur dann identifizierbar, wenn sie angesprochen werden. Der Partner kann schlecht erraten, wo genau das Problem liegt. Indem Sie sich in dieser Form selbst offenbaren, liefern Sie Ihrem Partner auch einen Liebesbeweis. Denn Sie zeigen, dass Sie ihm vertrauen, dass Sie sich sicher fühlen, dass er die eingestandene Schwäche nicht im Streit ausnutzt. Eingestandene Schwächen dürfen natürlich in keinem Fall in Auseinandersetzungen einbezogen werden, um den anderen im Streit zu „besiegen". Denn dann ginge das notwendige Vertrauen und damit die Voraussetzung für jede Selbstoffenbarung verloren.

Wenn entweder Sie selbst oder Ihr Partner/Ihre Partnerin angegeben haben, unglücklich zu sein, sollten Sie folgende Strategie befolgen: Sie sollten nicht allgemein über alle Probleme reden, sondern sich ein Problem pro Person heraussuchen, und zwar eines, das Sie nicht allzu stark belastet. Auf diese zwei Probleme sollten Sie sich konzentrieren und versuchen, sie zu analysieren und Veränderungen zu erarbeiten. Dabei sollten Sie darauf achten, sich nicht zu überfordern, denn sonst endet das Gespräch im Streit. Paare, die ihren Glückszustand nicht prinzipiell positiv einschätzen, müssen also besonders vorsichtig und dabei stufenweise vorgehen. Sie müssen sich ein Problem nach dem anderen vornehmen und brauchen viel Zeit, um Verbesserungen zu erzielen. Vielleicht ist es für solche Paare sinnvoll, sich pro Woche einen Abend für das Besprechen und Beheben von Konflikten freizuhalten. Hilfreich kann auch sein, die Dauer des Gesprächs im Vorfeld festzulegen, um die Gefahr einer Überforderung zu verringern.

Voraussetzung für ein fruchtbares Gespräch ist allerdings, dass die Beziehung nicht bereits so unglücklich ist, dass Gespräche fast nicht mehr möglich sind. In diesem Fall sollten Sie sogar ganz auf ein Gespräch verzichten, weil es unproduktiv wäre und die Konflikte nur verstärken würde. Solchen Paaren ist zu raten, nur den Fragebogen auszutauschen und sich über die Ansicht des Partners gegenseitig zu informieren.

In derart schwierigen Fällen ist wahrscheinlich eine Eheberatung nötig. Auf der Suche nach entsprechenden Adressen können die Gelben Seiten im Branchentelefonbuch helfen. Es gibt sowohl im staatlichen als auch im kirchlichen Bereich in vielen Orten Beratungseinrichtungen für Paare.

Paare, die feststellen, dass sie ihre Beziehung nicht ohne äußere Hilfe klären können, sich aber scheuen, sich an eine Beratungsstelle zu wenden, biete ich außerdem an, sich direkt an mich zu wenden. Meine wissenschaftlichen Mitarbeiter und ich schicken Ihnen auf Wunsch und gegen Gebühr einen etwas umfangreicheren Fragebogen als den im Anhang abgedruckten zu, den Sie und Ihr Partner getrennt ausfüllen und zurücksenden können. Wir erstellen dann anhand dieser Fragebögen eine Diagnose und unterbreiten

Vorschläge, die Ihnen helfen sollen, aus dem Kreislauf ständiger Streitigkeiten und gegenseitiger Beschimpfungen herauszukommen. Ergänzend könnte eine telefonische Beratung hinzukommen.* Sollte die aufgezeigte Strategie nicht ausreichend sein, so müssten die Paare eine Beratung vor Ort aufsuchen. Auch hier gilt: Beide Partner müssen bereit sein, gemeinsam einen Weg aus ihren Problemen zu finden und die vorgeschlagene Strategie selbst umzusetzen.

Bei den Fragen, die den Umgang in der Paarbeziehung betreffen, ist es wichtig festzustellen, wo die Realität und Ihre Erwartungen auseinander klaffen. Hier sollten Sie und Ihr Partner alle Punkte durchgehen, an denen sich Diskrepanzen zeigen, und sie sich gegenseitig erklären. Diese Vorgehensweise empfiehlt sich jedoch nur für Paare, die

* In Zusammenarbeit mit der Internet-Partnerbörse www.partner.de haben wir für alle, auch Personen, die nicht diese Internetbörse in Anspruch nehmen möchten, eine Beratung aufgebaut, weil es vielfältigen Bedarf gibt. Sie können sich postalisch an diese Adresse wenden mit der Bitte Ihnen einen Beratungsbogen für Paarberatung zuschicken zu lassen:
Kontakt (Montag bis Freitag: 10.00–17.00 Uhr): Partner.de, Marko Gallrein, Feringastr. 7, 85774 Unterföhring, Tel.: 0180-5227117–931 (0,12 € pro Min.), Fax: 089/ 780 60-199, E-Mail: support@partner.de
Unabhängig von dieser Internet-Partnerbörse haben wir eine eigene Kontaktmöglichkeit geschaffen, die auch von Personen zur Beratung genutzt werden kann: www.paarforschung-hamburg.de. In diesem Falle werden wir Ihnen die Zeiten und Beratungsmöglichkeiten per E-Mail mitteilen.
Die Beratung über Fragebogen kostet 120,– €. Sie erhalten hierfür einen umfangreicheren Fragebogen, den beide Partner getrennt bearbeiten sollten. Er lehnt sich an den S. 183ff. abgebildeten Fragebogen an. Aus den Ergebnissen wird eine Diagnose über ihre Beziehung erstellt und es werden Vorschläge für den zukünftigen Umgang miteinander gemacht.
Sie können ferner eine Telefonberatung in Anspruch nehmen, die pro Minute 1,99 € kostet. Diese ist zu festen Zeiten unter folgender Nummer erreichbar: 0900 - 52 33 111
(Mo.: 19–21.00 Uhr, Sa.: 16–18.00 Uhr, So.: 16–18.00 Uhr)
Es soll jedoch ausdrücklich darauf hingewiesen werden, dass die Zusammenarbeit mit Fachleuten vor Ort bei entsprechend großen Problemen oft effektiver ist, so dass oben genanntes Angebot im Falle großer Paarprobleme nur ein erster Schritt sein kann.

nicht unglücklich sind. Eine prinzipiell glückliche Beziehung ist tragfähig genug, um Abweichungen von den Erwartungen beider Partner zu diskutieren. Eine eher unglückliche Beziehung verträgt eine solche Diskussion nicht. Wenn Sie und Ihr Partner sich also eher als unglücklich empfinden, sollten Sie sich auf die bestehenden Gemeinsamkeiten konzentrieren. Sie sollten analysieren, warum es in vielen Bereichen *keine* Abweichung gibt. Sie sollten darüber reden, wie Sie es erreicht haben, dass die Wünsche und Erwartungen sich entsprechen. Ihre wichtigste Aufgabe besteht darin, zuerst die positiven Seiten Ihrer Beziehung wieder zu entdecken, um danach die negativen Seiten beseitigen zu können. Als oberstes Gebot dabei gilt, vorsichtig miteinander umzugehen, um unfruchtbare Streitgespräche und endlose Schuldvorwürfe zu vermeiden. Unglückliche Paare müssen zuerst klären, welche Bedeutung die Beziehung für sie noch hat. Erst dann können sie vorsichtig auch Kritik anbringen und umsetzen.

Einige der Fragen zur Paarbeziehung kreisen um die Themen Machtverteilung, Nähe – Distanz und die Pflege der Außenkontakte. Auch hier sollten Sie alle Unklarheiten beseitigen und sich die Ansichten Ihres Partners erklären lassen. Denkbar ist auch, sich gemeinsam zu überlegen, was Ihr Partner tun könnte, um nach außen hin anders zu wirken als er derzeit gesehen wird. Auch hier gilt, dass eher unglückliche Paare sich zunächst auf die Punkte konzentrieren sollten, in denen sie zu positiven Einschätzungen kommen.

Es kann lohnend sein, eine solche „Ist"-Analyse jedes halbe Jahr gezielt vorzunehmen, um auf diese Weise negative Veränderungen frühzeitig zu entdecken. Denn je früher wir negative Abweichungen von unseren Erwartungen erkennen, desto leichter sind sie zu korrigieren. Wenn die Abweichungen erst zu einem größeren Ausmaß an Unglück geführt haben, ist die Aufgabe sehr viel schwieriger. Aber die Aufgabe ist eben nicht unmöglich. Und das liegt auch daran, dass fast alle Paare sich zu Beginn ihrer Beziehung sehr geliebt haben.

Wir haben in diesem Buch dargelegt, woran es liegen kann, dass Paare ihre Liebe und ihr Glück verlieren, und wir haben Möglichkeiten aufgezeigt, die den Weg ins Glück zurück weisen können. Ganz wichtig ist dabei, dass wir uns eines immer wieder sagen: Herz und Verstand sind beide gemeinsam gefragt, und zwar nicht als widerstreitende Prinzipien, sondern als zwei Kräfte, die wir vereinen sollten, um unserem Ziel, glücklich zu sein, nahe zu bleiben oder näher zu kommen.

Trotz aller dieser Bemühungen wird es immer Paare geben, die sich trennen möchten. Auch das ist in bestimmten Fällen sinnvoll. Nicht immer lässt sich die Beziehung retten, obwohl sich ein Versuch in jedem Fall lohnt. Ist also eine Trennung für Sie unvermeidlich, dann sollten Sie versuchen, die Trennung so vorzunehmen, dass Sie selbst und Ihr Partner sie ohne große Verletzungen überstehen. Das juristische Scheidungsverfahren allein ist hierfür höchst ungeeignet. Nicht selten intensivieren die Scheidungsverfahren die Konflikte, weil die Anwälte sich häufig konfrontativ miteinander auseinandersetzen. Insbesondere wenn Sie Kinder haben, sollten Sie eine solche Art der Trennung vermeiden. Denn Ihre Rolle als Ehepartner können sie aufkündigen, Ihre Rolle als Eltern aber nicht. Deshalb ist es ratsam, einen psychologisch geschulten Scheidungsmediator einzuschalten. Er hilft Trennungspaaren, gemeinsam und selbstverantwortlich eine Lösung zu erarbeiten. Nicht verarbeitete Trennungen stellen eine große Belastung dar. Sie können sich über lange Zeit auf das individuelle Wohlbefinden, auf die psychische Entwicklung der Kinder und auf zukünftige Partnerschaften negativ auswirken. Das Einschalten eines Mediators hat aber nicht nur Vorteile für das psychische Wohlergehen. Trennungspaare, die sich bereits in vielen Punkten geeinigt haben, zahlen weniger Anwaltshonorar (bei Paaren, die Prozesskostenhilfe in Anspruch nehmen können, spielt dies allerdings keine Rolle). Insbesondere zerstrittenen Trennungspaaren, die Kinder haben, empfehle ich dringend, sich durch einen psychologisch geschulten Mediator unterstützen zu lassen. Selbst wenn Sie im Augenblick alles andere als eine Kooperation mit dem Partner ertragen können, sind Sie es sich selbst und Ihren Kindern schuldig, sich um ein Mindestmaß an Gemeinsamkeit zu bemühen, das Sie für die Erziehung Ihrer Kinder brauchen. Glücklicherweise bedeutet eine Scheidung heute nicht mehr eine soziale Diskriminierung. Wenn Sie alles versucht haben, um Ihre Partnerschaft zu retten, dann können Sie sich auch guten Gewissens trennen und müssen sich keine Schuldvorwürfe machen. Aber auch bei einer Trennung sollten wir uns vom Verstand leiten lassen. Denn psychische Verletzungen heilen nur, wenn wir sie aufgearbeitet haben.

Anhang

Fragebogen zur Paarbeziehung

Vorbemerkung

Dieser Fragebogen kann Ihnen dabei helfen, verschiedene Aspekte Ihrer Paarbeziehung zu erfassen. Er fordert Sie auf, sich unabhängig von Ihrem Partner in Ihre Beziehung hineinzudenken. Die Fragen wollen Ihnen Denkanstöße geben. Deshalb ist es wichtig, dass Sie

- sich Zeit nehmen, um diesen Fragebogen so genau und sorgfältig wie möglich auszufüllen,
- den Fragebogen unabhängig voneinander beantworten. Diskutieren Sie nicht über die Fragen. Vergleichen Sie keine Antworten,
- die Fragen so ehrlich und offen wie möglich zu beantworten versuchen,
- jede Frage beantworten,
- sich auf Ihre Situation konzentrieren.

I. Wie schätzen Sie Ihre Paarbeziehung allgemein ein?

Beantworten Sie zunächst eine ganz allgemeine Frage zum gegenwärtigen Zustand Ihrer Paarbeziehung, indem Sie die entsprechende Zeile ankreuzen.

- Wie glücklich würden Sie Ihre Ehe/Partnerschaft im Augenblick einschätzen?

Sehr unglücklich	
Unglücklich	
Eher unglücklich	
Eher glücklich	
glücklich	
sehr glücklich	

II. Fragen zu Problembereichen in der Partnerschaft:

Mich belasten zur Zeit folgende Probleme:*
(bitte kreuzen Sie bei *jedem* Problem die für Sie zutreffende Spalte an!)

	gar nicht	ein wenig	mittel	stark	unerträglich
Streit mit dem Partner					
Krankheit des Partners					
eigene Krankheit					
eigene seelische Probleme					
seelische Probleme des Partners					
Eigenarten des Partners					
eigene Eigenarten					
Untreue des Partners					
eigene Untreue					
eigene Sexualität					
Sexualität des Partners					
Freizeitgestaltung					
nächster Urlaub					
religiöse Fragen					
Sinn des Lebens					
Umgang mit den Kindern					
eigene Eltern					
Schwiegereltern					
Bekannte und Freunde					
Nachbarn					
Wohnverhältnisse					
Geldsorgen					

* Aus: K. H. Mandel, A. Mandel, H. Rosenthal: Einübung der Liebesfähigkeit, Verlag J. Pfeiffer, München 1975. (Reihe „Leben lernen", Band 12), © K. H. Mandel.

	gar nicht	ein wenig	mittel	stark	unerträglich
eigene berufliche Überlastung					
Ärger im eigenen Beruf					
eigene berufliche Zukunft					
Berufssituation des Partners					
Weitere Sorgen:					
=					
=					
=					

III. Wie gehen Sie und Ihr Partner miteinander um?

Es folgen Aussagen, die den möglichen Umgang von Paaren miteinander beschreiben.

Bitte kreuzen Sie bei jeder Aussage an, wie häufig Sie und Ihr Partner/Ihre Partnerin sich tatsächlich entsprechend verhalten.

Kreuzen Sie bitte die Stufe der Skala an, die der von Ihnen erlebten Häufigkeit am besten entspricht.

Dabei entsprechen die Ziffern folgenden Aussagen:

nie	selten	manchmal	öfters	oft	sehr oft
1	2	3	4	5	6

		Häufigkeit					
1	über Probleme und Ärger sprechen, den man mit anderen Leuten hat	1	2	3	4	5	6
2	über Zuneigung zu anderen Personen sprechen	1	2	3	4	5	6
3	über Zuneigung zu Personen des anderen Geschlechts sprechen	1	2	3	4	5	6
4	über Tageserlebnisse sprechen	1	2	3	4	5	6
5	über eigene Probleme sprechen	1	2	3	4	5	6

		Häufigkeit					
6	über frühere Beziehungen sprechen	1	2	3	4	5	6
7	über Kindheits- und Jugenderlebnisse sprechen	1	2	3	4	5	6
8	darüber sprechen, dass und warum man traurig ist	1	2	3	4	5	6
9	darüber sprechen, dass und warum man sich freut	1	2	3	4	5	6
10	über die Zusammenarbeit mit dem Partner sprechen	1	2	3	4	5	6
11	über Erwartungen und Wünsche an den Partner sprechen	1	2	3	4	5	6
12	über Ängste sprechen	1	2	3	4	5	6
13	über Selbstkritik des Partners sprechen	1	2	3	4	5	6
14	über die eigene Kritik am Partner sprechen	1	2	3	4	5	6
15	über positive Gefühle dem Partner gegenüber sprechen	1	2	3	4	5	6
16	über negative Gefühle dem Partner gegenüber sprechen	1	2	3	4	5	6
17	über Eifersucht sprechen	1	2	3	4	5	6
18	über Ärger, Probleme, die man mit dem Partner hat, sprechen	1	2	3	4	5	6
19	sich über die Zukunft einig sein	1	2	3	4	5	6
20	Pläne für die Zukunft machen	1	2	3	4	5	6
21	über die Entwicklung der Beziehung sprechen	1	2	3	4	5	6
22	über die Art der Beziehung im Augenblick sprechen	1	2	3	4	5	6
23	Probleme gründlich diskutieren	1	2	3	4	5	6
24	Konflikte lösen	1	2	3	4	5	6
25	Kompromisse finden	1	2	3	4	5	6
26	einander eine Freude machen	1	2	3	4	5	6
27	sich für etwas begeistern	1	2	3	4	5	6

		Häufigkeit					
28	sich versprechen, für immer zusammenzubleiben	1	2	3	4	5	6
29	sich gütlich über Streitpunkte einigen	1	2	3	4	5	6
30	einander Dank aussprechen	1	2	3	4	5	6
31	sich beim Partner entschuldigen	1	2	3	4	5	6
32	einander loben	1	2	3	4	5	6
33	einander trösten	1	2	3	4	5	6
34	zärtlich miteinander sein	1	2	3	4	5	6
35	seine Liebe zueinander ausdrücken	1	2	3	4	5	6

Nachdem Sie diese Angaben gemacht haben, beantworten Sie bitte die Fragen noch einmal in folgender Weise:

- Gehen Sie jede einzelne Verhaltensweise noch einmal durch und geben Sie an, welches Ausmaß Sie für Ihre Paarbeziehung als ausreichend empfinden würden, damit Sie mit Ihrem Partner in einer zufriedenen Beziehung leben könnten.
- Machen Sie bitte einen Kreis (O) um die entsprechende Stufe der Skala.
- Achten Sie darauf, dass die beiden Zeichen (Kreuz und Kreis) auch dann deutlich zu erkennen sind, wenn sie auf denselben Ausprägungsgrad fallen.

IV. Wie würden Sie Ihre Paarbeziehung beschreiben?

Es folgen einige Behauptungen zu Ihrer Paarbeziehung. Geben Sie bitte an, ob Sie die Behauptung eher mit „ja" oder mit „nein" beantworten, indem Sie ein Kreuz an die entsprechende Stelle setzen.

		eher ja	eher nein
1	Ich habe den Eindruck, dass mein Partner mich nicht mehr genug liebt.		
2	Ich selbst liebe meinen Partner nicht mehr genug.		
3	Mein Partner ist mir gegenüber gleichgültig geworden.		

		eher ja	eher nein
4	Ich bin meinem Partner gegenüber gleichgültig geworden.		
5	Ich habe den Eindruck, dass mein Partner beginnt, mich zu verachten.		
6	Ich selbst beginne meinen Partner zu verachten.		
7	Ich bin nur bei meinem Partner geblieben, weil er mich braucht.		
8	Mein Partner ist nur bei mir geblieben, weil ich ihn brauche.		
9	Ich bin nur wegen der Kinder bei meinem Partner geblieben.		
10	Mein Partner ist nur der Kinder wegen bei mir geblieben.		
11	Mein Partner ist nur aus finanziellen Gründen bei mir geblieben.		
12	Ich bin nur aus finanziellen Gründen bei meinem Partner geblieben.		
13	Mein Partner ist in unserer Beziehung sehr viel stärker als ich.		
14	Ich bin in unserer Beziehung sehr viel stärker als mein Partner.		
15	Mein Partner ist mir gegenüber gehemmt.		
16	Ich bin meinem Partner gegenüber gehemmt.		
17	Mein Partner ignoriert mich häufig.		
18	Ich ignoriere meinen Partner häufig.		
19	Mein Partner bemitleidet mich.		
20	Ich bemitleide meinen Partner.		
21	Mein Partner tut vieles, was ich ihm sage.		
22	Ich tue vieles, was mein Partner mir sagt.		

		eher ja	eher nein
23	Unsere Beziehung funktioniert nur noch, wenn mein Partner alles in die Hand nimmt.		
24	Unsere Beziehung funktioniert nur noch, wenn ich selbst alles in die Hand nehme.		
25	Mein Partner wird von Bekannten eher gemieden.		
26	Ich werde von Bekannten eher gemieden.		
27	Mein Partner wird von Bekannten bloßgestellt.		
28	Ich werde von Bekannten bloßgestellt.		
29	Mein Partner wird von Bekannten gebraucht.		
30	Ich werde von Bekannten gebraucht.		
31	Mein Partner ist in unserem Bekanntenkreis beliebt.		
32	Ich bin in unserem Bekanntenkreis beliebt.		
33	Mein Partner hat viele gute Bekannte.		
34	Ich habe viele gute Bekannte.		
35	Mein Partner trifft sich häufiger mit guten Bekannten.		
36	Ich treffe mich häufiger mit guten Bekannten.		
37	Mein Partner wird häufiger von anderen zu etwas gezwungen.		
38	Ich werde häufiger von anderen zu etwas gezwungen.		
39	Mein Partner wird von anderen respektiert.		
40	Ich werde von anderen respektiert.		
41	Mein Partner wird von anderen umworben.		
42	Ich werde von anderen umworben.		
43	Mein Partner wird meinetwegen beneidet.		

		eher ja	eher nein
44	Ich werde meines Partners wegen beneidet.		
45	Mein Partner wird von anderen als tüchtig anerkannt.		
46	Ich werde von anderen als tüchtig anerkannt.		
47	Mein Partner hält sich für einen Versager.		
48	Ich halte mich für einen Versager.		

Wenn Sie den Fragebogen ausgefüllt haben, können Sie gemeinsam mit Ihrem Partner darüber sprechen, wie Sie jeweils welche Fragen beantwortet haben. Wo gibt es Unterschiede, wo liegen Gemeinsamkeiten? Tauschen Sie die Fragebögen aus und nutzen Sie sie, um sich mit der Sicht Ihres Partners/Ihrer Partnerin vertraut zu machen. Vielleicht werden manche seiner/ihrer Antworten Sie überraschen – wir kennen unseren Partner eben oft gar nicht so genau, wie wir denken.

Besprechen Sie miteinander, was Sie tun können, um Differenzen zu überbrücken und Probleme zu lösen – verlieren Sie dabei aber auch nicht aus den Augen, welche Gemeinsamkeiten Sie mit Ihrem Partner verbinden. Und vergessen Sie nicht: Schon die Tatsache, dass Sie beide sich Zeit genommen haben, die Fragen zu beantworten und dabei über Ihre Beziehung nachzudenken, wirkt sich mit hoher Wahrscheinlichkeit positiv auf Ihre Partnerschaft aus.

Literatur

Amelang, M. et al. (Hrsg.) (1991). Attraktion und Liebe. Göttingen: Hogrefe.

Amelang, M. et al. (Hrsg.) (1991). Partnerwahl und Partnerschaft. Göttingen: Hogrefe.

Asendorpf, J. & Banse, R. (2000). Psychologie der Beziehung. Bern: Huber.

Bierhoff, H. W. & Grau, I. (1997). Dimensionen enger Beziehungen: Entwicklung globaler Skalen zur Einschätzung von Beziehungseinstellungen. In: Diagnostica, 43, S. 210–229.

Bierhoff, H. W. & Grau, I.(1999). Romantische Beziehungen. Bern: Huber.

Bleich, C. & Witte, E. H. (1992). Zu Veränderungen in der Paarbeziehung bei Arbeitslosigkeit des Mannes. In: Kölner Zeitschrift für Soziologie und Sozialpsychologie, 44, S. 731–746.

Bodenmann, G. (2002) . Beziehungskrisen erkennen, verstehen, bewältigen. Bern: Huber.

Buunk, B. P. (1997). Sex, self-esteem, dependency, and extradyadic sexual experience as related to jealousy responses. Journal of Social and Personal Relationships, 12, p. 147–153.

Doll, J. , Mentz, M. & Witte, E. H. (1995). Zur Theorie der vier Bindungsstile. In: Zeitschrift für Sozialpsychologie, 26, S. 148–159.

Gottman, J. et al. (2002). The mathematics of marriage. Cambridge, MA: MIT Press.

Gottman, J. M. (1999). The marriage clinic. New York: Norton.

Guttentag, M. & Secord, P. F. (1983). Too many women? The sex ration question. Beverly Hills . Sage.

Kraft, C. & Witte, E. H. (1992). Vorstellungen von Liebe und Partnerschaft. Strukturmodell und ausgewählte empirische Ergebnisse. In: Zeitschrift für Sozialpsychologie, 23, S. 257–267.

Kraft-Alsop, C. (1996). Dinge, Orte, Paare. Münster: Waxmann.

Mees, U. (1997). Ein Vergleich der eigenen Liebe zum Partner mit der vom Partner erwarteten Liebe. In: Witte, E. H. (Hrsg.) Sozialpsychologie der Paarbeziehungen. Lengerich: Pabst.

Peter, J. & Witte, E. H. (1984). Wohnform und Partnerschaft. Arbeiten aus dem Fachbereich Psychologie Nr. 58.

Wienhold, H. (1972). Kontakt, Einfühlung und Attraktion. Stuttgart: Enke.

Witte, E. H. (Hrsg.) (2006). Evolutionäre Sozialpsychologie und automatische Prozesse. Lengerich: Pabst.

Witte,E. H. (2004). Wie verändern Globalisierungsprozesse den Menschen? In: W. Hantel-Quitmann & P. Kastner (Hrsg.). Der globalisierte Mensch. Gießen: Psychosozial-Verlag, 2004, S. 51–65.

Witte, E. H. & Putz, C. (2004). Paarbeziehungen als Mikrosysteme: Ableitung und empirische Prüfung von theoretischen Annahmen. In: E. H. Witte (Hrsg.). Methodologische, methodische und historische Entwicklungen in der Sozialpsychologie. Lengerich: Pabst, S. 206–227.

Witte, E. H. & Lehmann, W. (1992). Ein Funktionsmodell von Ehe und Partnerschaft. In: Gruppendynamik, 23, S. 59–76.

Witte, E. H. & Sperling, H. (1995). Wie Liebesbeziehungen den Umgang mit Freunden geregelt wünschen. In: Gruppendynamik, 26, S. 429–443.

Witte, E. H. (1994). Mediation (Regelungsberatung): Theoretische Grundlagen und empirische Ergebnisse. In: Gruppendynamik, 1994, 25, S. 241–251.

Witte, E. H. (1994^2). Lehrbuch Sozialpsychologie. Weinheim: Beltz-PVU.

Witte, E. H. (Hrsg.) (1982). Arbeiten aus dem Forschungsseminar: Ehe, Familie, Partnerschaft. Arbeiten aus dem Fachbereich Psychologie Nr. 53.

Witte, E. H. (Hrsg.) (1997). Sozialpsychologie der Paarbeziehungen. Lengerich: Pabst.

Witte, E. H. (1985, 2000 im Druck). Theorien zur sozialen Macht. In: Frey, D. & Irle, M. (Hrsg.) Theorien der Sozialpsychologie. Bd. II. Bern: Huber.

Witte, E. H., Sibbert, J. & Kesten, I. (1992). Trennungs- und Scheidungsberatung. Göttingen: Hogrefe.